水野ヨガ学院代表
Kenji Mizuno
水野健二

体が硬い人のためのヨガ
Basic Lesson

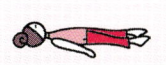

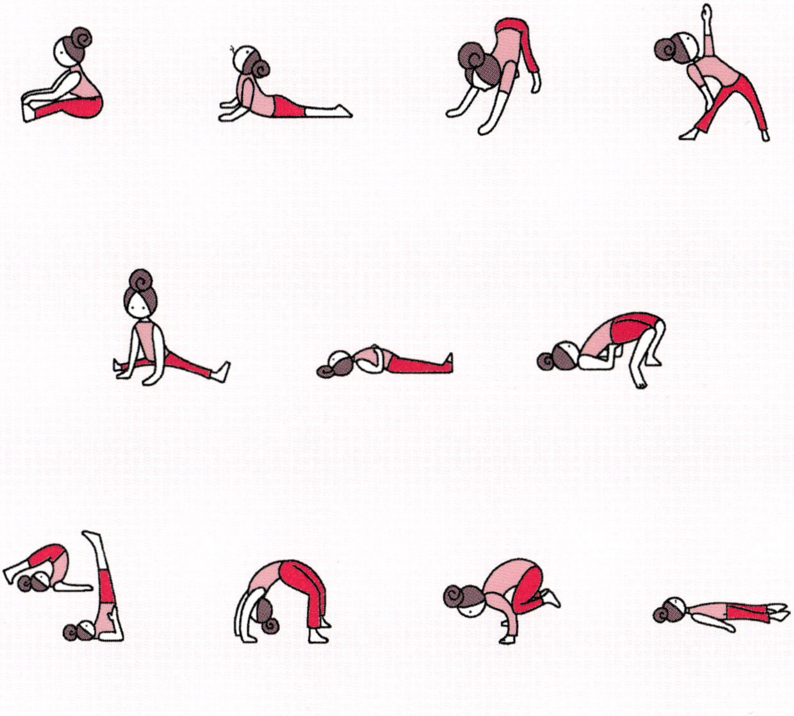

PHP研究所

はじめに

ヨガで体が柔らかくなる人はたくさんいますが、その一方で、何年ヨガを続けてもほとんど変わらず硬いままの人もいます。**私のヨガ指導歴は30年以上になりますが、そんな私の体も、ほとんど変わらず硬いままです。**最近では老化による硬さも加わって、若い人たちが得意とする反《そ》り系のポーズがしんどくなってきました。

「ヨガをしている人は体が柔らかくて当たり前。ましてや、ヨガの先生ならどんなポーズでもできるはず」と世の中の人は思っていることでしょう。しかし、私の場合はヨガを始める前から体が硬かったですし、ヨガ指導を始めて少しは柔らかくなったものの、決してグニャグニャという感じにはなりませんでした。

それでも毎日続けてきたおかげでしょうか。ここ何年かで、生まれて初めてできるようになったポーズがいくつかありました。私は還暦《かんれき》を少し過ぎていますが、今までできなかったことができるようになる瞬間というのは、何歳になってもとても嬉《うれ》しくて、また興奮するものです。

体の硬い人にとっては、「柔らかくなりたい」という思いは目標であり希望です。少しでも進歩が見られると楽しくなりますし、ほんのちょっとした変化からも喜びが生まれます。

それに対して、もともと体が柔らかい人は簡単にポーズを作れてしまうので、淡々と練習メニューをこなしています。「どうしてこんな簡単なことができないの？」とか「時間の無駄！」とさえ言い放《はな》って、ヨガの本当の面白さである、心と体のつながりに触れる前にヨガから離れる人がいます。もったいないことだと思います。

実際、体の柔らかさを生かしてヨガ指導を始める人は多くいますが、そういう人は、私のまわりではいつの間にかヨガの世界から去っていきました。柔らかい人はポーズを見せることは得意であっても、硬い体を柔らかくする指導ができない場合が多いのです。それはおそらく、硬い人の心や体のことが実感としてよくわからないし、またそれほど興味がないからなのでしょう。

さて、もともと体の硬い私はというと「自分は硬い体でよかった」と考えています。なぜなら、この硬さを通して、さまざまな体の動かし方や考え方を試すことができたからです。またその中で、硬い人でも気持ちよくヨガのポーズを作る方法を研究することもできました。ですから負け惜《お》しみではなく、硬い体はヨガ的に恵まれた体だと考えています。

私にとってヨガのポーズを作る時間は、探しものをする時間です。たとえばポーズを作りながら「柔らかいって、どういうことなんだろう」と自分に問いかけることがあります。また「体と心の調和とは何だろう」と考えてみたり、「人間の動きと動物の動きとでは、何が違うんだろう」、「赤ちゃんの動きからヒントが得られないか」、「今この瞬間、呼吸はどうなっているかな」、「骨や筋肉は無理していないか」、「もっともっと楽な動き方があるかもしれない」と、いろいろな視点からポーズを考えて試して、作っていきます。そうやって自分の体を通して得た感覚や経験が、現在の私のヨガ指導の財産になっています。

またあるときは、身のまわりのものを引っ張り出してきて、ポーズ作りのヒントにします。たとえば「ねじりのポーズ」を作るときは、タオルを柔らかくねじってみます。ねじったタオルは真ん中が硬くなり、表面はやや引っ張られてふんわりと伸びていますが、自分の体をねじるときも、そんなイメージでやってみます。そうすると案外楽にねじれることがわかって、動くことがどんどん面白くなります。

ポーズを作りながら探しものをする楽しいひとときを、まだまだこれからも続けていくつもりです。

ところで、私の主宰する水野ヨガ学院にも、何十年も通ってくれているのに一向《いつこう》に柔らかくならない人たちがいます。その中には「できなくなるポーズが年々増えてきて淋《さび》しい」と言いながら通ってくる80代の受講生もいます。

あるとき、そのうちの一人に「どうしてヨガを続けているのですか」と聞いたことがありました。その答えは「ヨガをすると気持ちいいし、次の日は体が楽になって仕事がはかどるから」とのことでした。

　私としては、通い続けてくれる受講生にはぜひ柔らかくなってほしいので、指導者としての自分に不満は残りますが、それでも「柔らかさを追求することだけがヨガの目的ではないのだ」と改めて教えられた気がしました。**体が楽になるということは、それだけでも、生活していく上で大きなメリットになります。**

　また別の若い受講生は、弟さんから「お兄ちゃんはヨガの日は怒らないよね」と言われたそうです。その受講生はおそらく、常に緊張していてイライラしがちだったのが、ヨガをすることでリラックスの仕方がわかって心に余裕が生まれたのでしょう。**自らリラックス状態をつくり出せる能力は、対人関係や仕事においても役に立ちます。**

　私のヨガのベースである沖ヨガには、「楽にできることは楽しい、気持ちのいいことは命が喜ぶ」という原則があります。その原則を自分の体で実感できるようになると、いろいろなことに挑戦するのは楽しいことなのだと思えたり、体を動かすことが前よりも面白くなったりと、生きる姿勢に変化が出てきます。ヨガは生活や仕事やスポーツなどの趣味、そして人生を謳歌《おうか》する上できっと大きな助けになります。

　さて、これからヨガを始めようと考えている人や、以前やっていたけれどしばらく休んでいた、でもこれを機に再開しようと思っている人には、まずはポーズ作りを毎日の習慣にすることをおすすめします。

　体の硬い人はそもそも、体を動かすこと自体がおっくうです。そして硬い人の多くが、肩や腰の不調を訴えています。体が硬い（＝筋肉が緊張している）人は、全身のつながりが悪くて疲れやすいので、気持ちが消極的になりがちです。そしてますます体が硬くこわばり、心もつられて萎縮《いしゅく》してしまうのですが、そんな悪循環《あくじゅんかん》を断ち切るために、まずは毎日、ほんの少しの時間でもよいのでヨガポーズを作ってほしいのです。

　初めは１日５分にしましょう。毎日５分だけ、自分の体と向き合います。この本では、私が基本中の基本と考えている12のヨガポーズを紹介していますが、その中には必ず自分の心と体が喜ぶポーズが一つか二つはあるはずです。その一つか二つだけでもよいので、試しにやってみませんか。

実際にやってみると「そんなにすぐには上達しないんだなあ」とわかってガッカリしたり、予想していたほど面白くなくて、やはりおっくうに思うかもしれません。けれど、そこで**あきらめてしまわずに、気を取り直して「1日5分」を積み重ねていきましょう。**

ポーズが終わった後は必ず心身がリフレッシュします。その実感を毎日味わって積み重ねていけば、少しずつですが確実に進歩します。体が軽くなって、マッサージを受けたような感じがつかめてくるとポーズ作りがどんどん楽しくなりますが、そのころになれば日々の生活にも変化が現れるでしょう。今までの心身のおっくうさから解放されて、毎日元気に過ごせるようになっていきます。私は、そんな変化を経て本当の自分らしさを発揮《はつき》できるようになった人をたくさん知っています。

沖《おき》ヨガには「無理するな、無駄するな、続けろ」という標語がありますが、これは「あせって無理をしても、望んだ結果は得られない」ということ、そして「だらだらと遊び半分にではなく真剣に続ければ、その分だけ確実に目標に近づける」ことを表しています。また、私が以前読んだ書物の中には「どんな仕事でも、10年間続ければ誰だってものになる」と書かれていましたが、その言葉も、継続の大切さや尊さを訴えていたのだと思います。**毎日ちょっとしたことを積み重ねることで、大きくてすばらしい変化が生まれるのです。**

ところで私の学んだ沖ヨガは、故・沖正弘《おきまさひろ》先生が創設されたものです。先生が独自に考案された生活ヨガ（生活の中にヨガを取り入れ、活かす考え方）や、先生ご自身の力強いカリスマ性、説得力が反響を呼んで、国内ひいては海外にまでヨガを浸透《しんとう》させました。

沖先生のヨガ哲学は「生命強化法」といったカリキュラムからもわかるように、大変パワフルで自力本願《じりきほんがん》的なスタンスでした。ただ、その沖ヨガを学んで自分なりに発展させ、またヨガ指導を続けてきた私としては、必ずしも沖先生の哲学だけが万能とはいえないかもしれない、他力《たりき》本願なヨガ哲学があったとしても、それはそれでよいのだと感じています。

もしも体が元気で若ければ、自力本願の道をひたすら歩むこともできるでしょう。しかし、人間は誰だっていつしか年を取りますし、心身が弱くなれば自信をなくすこともあります。そんなときにまで、意地になって力強い修行を続ける必要はなく、むしろ穏《おだ》やかさと気持ちよさを重視したヨガのポーズや、簡単な瞑想《めいそう》を通して心身を養う方がよいでしょう。自分を信じてとことん頼りにするのは素晴らしいことですが、状況によっては他人の力だって大いに利用すればよいのです。

これは故・橋本敬三《はしもとけいぞう》先生の「操体法《そうたいほう》」から学んだことですが、**今ここにあるつらさを取り除いてやらなければ、心身は不調から回復することはできないのです。**私たちの心身が自然治癒《ちゆ》力を発揮するためには、まずは穏やかで安心できる快の感覚が必要なのです。

また、これは長年ヨガを続けてきた私の感想ですが、「ヨガは裏切らない」と感じています。もし裏切られたように感じることがあれば、厳しい言い方になりますが、それは自分の中に、目標を達成する速度や成果への過剰な執着や、あせりやあきらめ、そしてせっかく得たささやかな成果に気づけない、もしくは素直に喜べない思い込みの強さがあるからかもしれません。

心と体の調和を高めて、自分が持っている一番よいものを発揮しながら生きる——すなわち自分らしく生きるためのヒントを、この本でみなさんにご紹介します。ヨガを通して自分の心や体に向き合い、力を養っていく中で「もともと体が硬くてよかった」、「すべてが最初から思い通りにいかなくてよかった」と思えるときが必ず来ます。**すべてのプロセスが宝物になります。ヨガという道しるべを手に宝物を探し、見つけて、喜びを感じて、糧《かて》にしていく——そんな内なる旅へと出かけましょう。**

水野　健二

CONTENTS

第2章 ヨガポーズをやってみよう！

第3章 ヨガの動きを日常に取り入れよう

CONTENTS

第1章

押さえておきたい、ヨガポーズのポイント

✦

体の硬い人にとっては、「ヨガ＝苦痛に満ちたひととき」というイメージがあるかもしれません。そして体が思い通りに動かないとき、多くの人は力を入れて強引に動こうとしますが、そんなことをしたら痛いところがますます痛くなって、緊張が走ってしまいます。

体は、力ずくでは改善できません。力ずくの動きは痛くて悲鳴を上げるだけ、そして体をますます硬くするだけで終わってしまうのです。

＊　＊　＊

たとえば、ポーズを作っていて苦しいとき、少しでも笑顔になると体の緊張が抜けて、新たな動きの余地が生まれますが、この章では、そんなちょっとしたポーズ作りのコツをはじめ、動きのベースとなる考え方や体の使い方について解説します。

最初に基本となる考え方を押さえておけば、体が思い通りに動かなかったとしても、慌《あわ》てず騒がす、穏やかな心でポーズを作れます。心の状態を整えながら作るポーズは、強引に作るポーズよりもずっと楽で気持ちがよくて、客観的に見てもきれいなのです。

第1節

感覚を磨く

pose（姿勢）のときは pause（休息、中断）のように

ヨガでポーズを作るとき、体が思い通りに動かないと、ほとんどの人は動揺してパニックになります。そして動かないところを動かそうとして、顔を真っ赤にして奮闘《ふんとう》します。

一回やってうまくいかなければ、別のやり方を試してもよさそうですが、当人は必死なのでやり方を変える余裕はありません。渾身《こんしん》の力を込めて体を折り曲げるものの、その体は緊張とあせりでガチガチになっているので、なかなかポーズの完成形に至りません（**図1-1**）。

無理やり完成形を作れたとしても、体は痛いし疲れ果てていて、心地よさや満足感はほとんどありません。それで「ヨガは苦痛だ、もうこりごり」と挫折《ざせつ》感を味わいながらあきらめる人が多いのです。

私たちが自分の体を通して得るさまざまな感覚は、「快」と「不快」の２種類に分けることができます。「快」とは、気持ちのよいことや楽しいこと、リラックスしていることです。**お風呂や心地よいマッサージ、楽しいおしゃべりの後は身も心も快感に浸ってほぐれていますが、そんなとき私たちの中には豊かな創造性や可能性が芽生えています。**

心身が穏《おだ》やかにリラックスしていれば、何か問題に直面したときでも画期的なアイディアをいくつも思いついたり、それをすぐにで

図1-1　強引な動きで筋肉は硬くなる

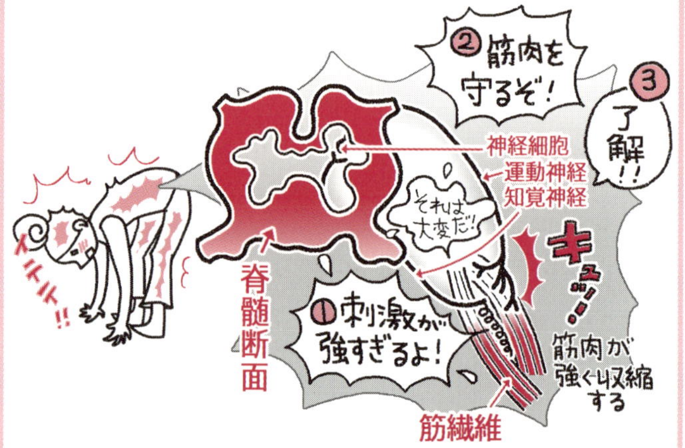

筋繊維が強引に引っ張られると、神経は筋肉を守るために筋繊維を硬く縮めます。強烈なストレッチをくり返すと筋肉は硬くなります。

も実行したいという意欲や好奇心が湧《わ》くものです。あるいは、今までとは違う視点でものごとを見つめ直すことができて、精神的に楽になる場合もあるでしょう。

一方、「不快」とは言うまでもなく、痛いことや苦しいこと、つらいことを指します。これらの感覚は、脳に対してあまりよい影響を与えません。不快な感覚の記憶は、人間が生きていく上で大切な自信を損《そこ》なったり奪ったりします。また不快感が強烈であれば、その人の成長や発展の可能性を狭《せば》めてしまう場合もあります。

私のレッスンでは、ヨガのポーズは苦《く》行《ぎょう》のように不快を感じながら行うのではなく、快という宝物を探しながら行いたいと考えています。そしてレッスン中は受講生たちに、今何をどう感じていますかと、しつこいぐらい問いかけます。ポーズを作る行為の中から、意識的に「快」の感覚を拾い出して浸《ひた》ってほしいし、最終的には自由自在にリラックスできるようになってほしいのです。そのためにはまず、強引にポーズを作るのをやめて、優しく丁寧《ていねい》に自分の体を扱うことが大切です。

これは『北風と太陽』の話にも通じていると思います。つらさは人の

図1-2　ポーズの理想的なあり方

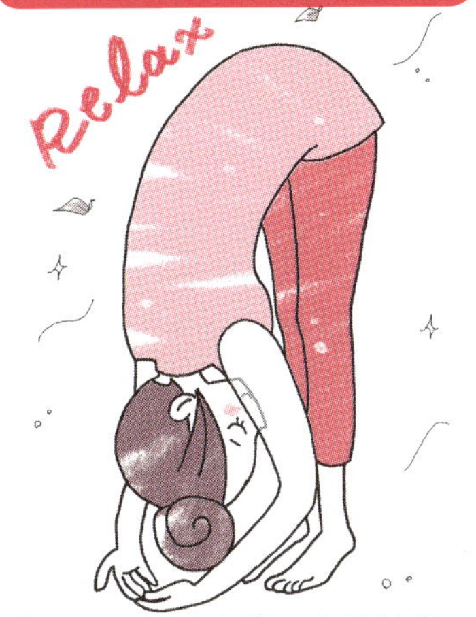

体はリラックスしながら一定の形を保って「休息」し、心の中では、浮かんでは消えるさまざまな考えを「中断」します。

心身を固くして萎《い》縮《しゅく》させますが、心地よさは人の心身をほぐして、解放するのです。

ところで、ヨガで作るさまざまな形のことを、日本では一般にポーズと呼んでいますが、そのポーズは英語で書くと pose で「姿勢」という意味があります。一方、音響・映像機器にもポーズというボタンがありますが、こちらのポーズは pause と書いて「休息、中断」を意味します。

私は、ヨガのポーズは「姿勢」というより「休息、中断」のイメージで行っています（**図 1-2**）。心身が穏やかに集中しているとき、私たちは最高のリラクゼーションを得ることができるのです。

体を変えるのは、感覚と言葉

少女ヘレン・ケラーは「見えない、聞こえない、話せない」の三重苦を背負っていました。彼女はサリバン先生と出会った当初、わずか数個の単語しか知らなかったそうです。

サリバン先生は、ヘレンの手にいろいろなものを触れさせてから、彼女の手のひらに字を書くという方法で言葉を教えました。「これが人形で、そして人形という字。これが水で、そして水という字……」。

ヘレンは先生から教わった言葉を頼りに能力を磨いて、会話ができるようになりました。その後は大学を卒業して文学士となり、政治家としても世界的に活躍しました。

彼女たちのエピソードは、人間のもつ可能性の大きさや、成長し続けることの素晴らしさをもの語っています。それと同時に、ものごとを学ぶときには感覚と言葉が重要であることも教えてくれます。

ところで、大好物のごちそうをできたての状態で食べたときや、熱いものや冷たいものに触ったときなど、強くてはっきりした感覚は、それが快か不快かを簡単に判断することができます。しかし弱くて微妙な感覚は、快／不快を判断するのが難しいのです（**図 1-3**）。

そもそも「弱くて微妙な感覚」は、快とも不快とも言い切れないことがほとんどで、体のどこかにフッと現れてはいつの間にか消えてしまう、はかないものです。自分で意識してつかもうとしなければ、特にこれといったインパクトもなく体を通り過ぎていくだけでしょう。

しかし、その「弱くて微妙な感覚」をとらえて生かすことが、ものすごく重要であると私は考えています。さまざまな分野の第一線で活躍する人たちは、その感覚を磨くために日々訓練してい

図1-3　感覚のグラフ

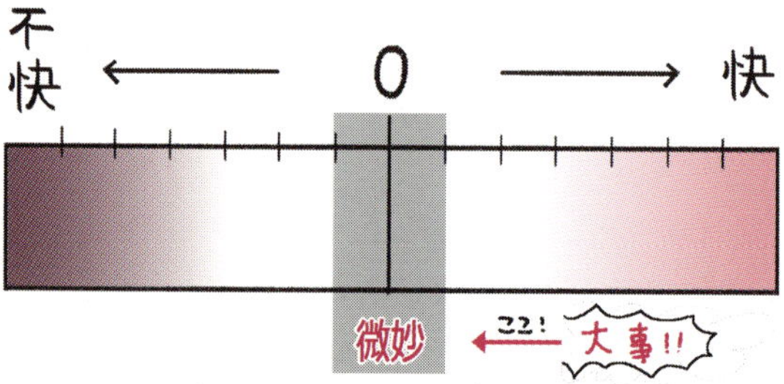

ヨガで磨くのは、○(ゼロ)付近の「弱くて微妙な感覚」をとらえる力です

ると言っても過言ではありません。

また体の使い方においても「弱くて微妙な感覚」を生かして動きや姿勢を調整すれば、楽に気持ちよく、楽しく動けるようになると思います。

図1-4　感じる力を言葉で磨く

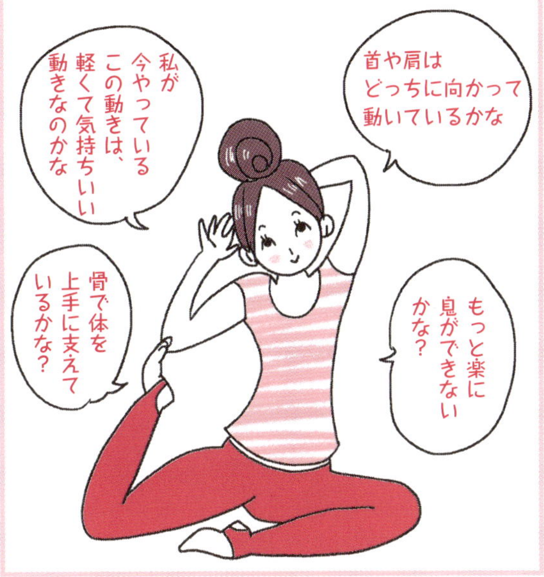
私が
今やっている
この動きは、
軽くて気持ちいい
動きなのかな
首や肩は
どっちに向かって
動いているかな
骨で体を
上手に支えて
いるかな？
もっと楽に
息ができない
かな？

ところで、「弱くて微妙な感覚」をとらえようとするときに、とても役に立つ道具が一つあります。それは「言葉」です。

「弱くて微妙な感覚」は、私たちが「どちらかというと快」「ちょっと不快」などと名前を付けたり、「痛いけど気持ちいい」「こわばった感じがする」といった感想を与えることで、初めて明確なものになります。それによってほかの感覚と比べて、どちらがよりよいかを検討したり、また能力を磨くきっかけとして活用できるようになるのです（**図 1-4**）。

そうは言っても、このせわしない現代生活の中では「弱くて微妙な感覚」を四六時《しろくじ》中《ちゅう》探し続けることは難しいでしょう。そこで１日５分でもヨガのポーズを練習する中で、感じる力を磨いてほしいのです。

ポーズ中に、自分の体に現れる感覚をできるだけ細かくとらえて、その正体を言葉によって明らかにしてみましょう。１日５分程度の練習でも、積み重ねれば確実な力になります。感覚と言葉を磨いていけば、体（姿勢や動き）が確実に改善されていきます。

子どもが同じ遊びを何度も楽しむことができるのは、その中に毎回、新鮮な「快」の感覚を見出せるからなのだと思います。大人である私たちも、遊びに夢中になる子どものような気持ちでポーズを作って、その中に快を見出してみましょう。

失敗経験から感じる力を磨く

失敗して気がつくことがあります。昔から「失敗は成功のもと」とも言われています。

私のヨガの師である沖正弘《おきまさひろ》先生は、弟子たちがケガをしたとか、病気になったと相談すると「それはよかったな」と必ず言いました。自分から進んでケガすることはできないし病気にもなれない、工夫するチャンスができたじゃないかということでした。そして「チャレンジして失敗して、たくさん勉強するために人生はあるんだ。いろんな学びの中で試行錯誤《しこうさくご》して、問題解決に結びつけなさい」と励ましていました。

そんな沖先生から教わったことの一つに「機度間《きどま》の法則」というものがあります。「ちょうどいいときに、ちょうどいい量だけ、ちょうどいいことをしたときに最高のバランスがとれる」という意味です。機度間の法則を意識して動きの練習をしていると、それまでは自分には不可能だろうと思っていた難しい動きがフッとできることがあります。

私たちの体の動きは、神経回路によって作り出されています。初めての動きにチャレンジすると、最初はおっかなびっくりでぎこちないものですが、練習をくり返すうちに神経回路が発達してスムーズにできるようになります。慣れてくると、そこからさらに発展した動きが生まれることもあります。

「慣れ」という神経回路の発達の素晴らしさは、自転車の運転を考えるとわかりやすいかもしれません。最初は転んでばかりでまったく乗れなかった人でも、練習を重ねれば楽に乗れるようになるのはご存知の通りです。

さらに上手になると片手や両手離しもできるようになりますが、そんなときは誰も「重心の安定がどうのこうの……」とは考えていません。ただ「できるような気がするからやってみよう」と思ってやって、その結果、自然にできてしまうのです。

ヨガでアクロバティックなポーズを作るときにも同じことが言えます（**図 1-5**）。「何だかできるような気がする」タイミングでやってみることが大切です。

好奇心を維持しながら「もっと気持ちいい」、「もっと楽な」動きを探しましょう。快の感覚を意識して動いていると、全体的な動きのバランスが整ってきます。動きのバランスがとれているということは、本人にとっては楽で気持ちのよいことであり、はた目から見ても美しいと感じるものです。

動きを練習する上でもう一つ大事なことは、**失敗した経験を次につなげようとする意志の力**です。その力はどんな人にも備《そな》わっていますが、何をやっても失敗せず、簡単にこなせる秀才型の人は、ある程度のレベルで成長を止めてしまうことがあります。もっと上達する能力があるのに、練習する余地もあるのに、そこそこのレベルでやめてしまう。もったいないですね。

ところで、凡才型の人は必ず失敗します。しかし、そこから再チャレンジして試行錯誤することは、凡才だろうと何だろうと、本人の意志の力さえあれば可能なのです。**試行錯誤の積み重ねで、凡才が秀才を超えてしまうこともあります。**がんばれ、未来の天才、凡才。

図1-5 アクロバティックなポーズに挑戦する（例：片手アーチのポーズ）

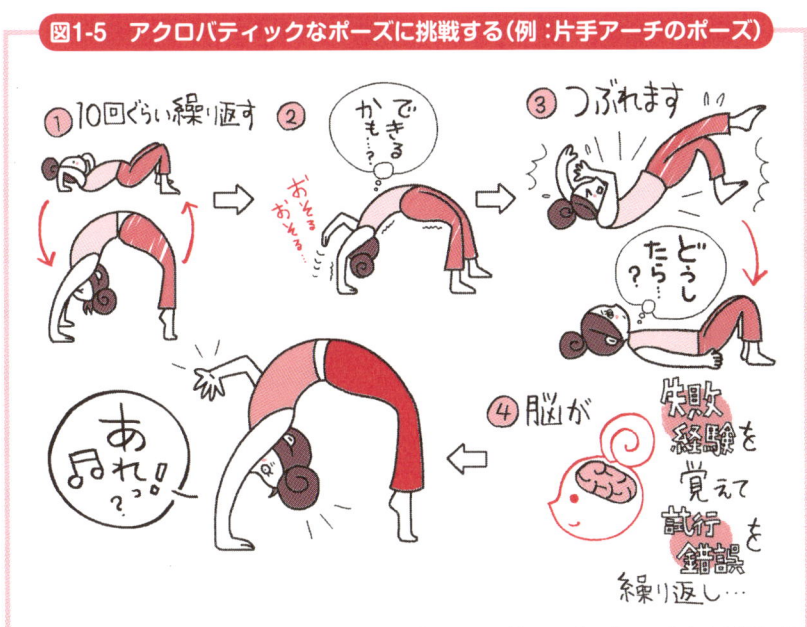

①ふつうのアーチのポーズを10回ぐらい連続で作ります。「軽く、楽に作ること」を目標にどんどん上達を目指しましょう。
②片手アーチができるような気がしてきたら、片手を離します。
③失敗してつぶれると、その経験から脳は次なるチャレンジに備えます。
④脳はイメージを修正して神経に指令を出し、動きを微調整します。
⑤２回目の片手アーチは、１回目よりも少し上手に作れます。試行錯誤をくり返していると、いつの間にか片手アーチが楽にできるようになります。

体の硬さは上達のアドバンテージ

数年前、水野ヨガ学院が主宰《しゆさい》している研究会でのできごとでした。ヨガポーズの中でも難しいとされるハトのポーズ（**図 1-6-C**）を、たった数週間の練習でマスターした人がいました。

研究会のメンバーであったHさんは、研究発表の2～3週間前からハトのポーズを練習していました。彼女はひたすら片手で足を持つ練習（**図 1-6-A**）を行っていましたが、その様子は完成形からはほど遠いように見えました。

それでもHさんは練習を続けて、小さな動きをくり返していました。その小さな動きの積み重ねが大きな山を崩《くず》したのでしょう。研究発表の2～3日前には、Hさんはスムーズにハトのポーズの完成形を作れるようになっていました。

ここで、**図 1-6** をもとにHさんの練習の流れを解説します。特に注目してほしいのは**A**から**B**への流れです。

たいていの人は、肘《ひじ》がロックして動かなくなるので**B**へ移行できず、あきらめてしまいますが、Hさんは投げ出さずに練習を続けました。

彼女は肘を小さく動かしながら、体の中で少しでも動きそうな部分（腰やあごなど）を感覚で探り当て、そこが緩《ゆる》んだ感じになるまでしばらく意識を向けていたそうです。緩んで動かしやすくなったかなと感じたら、そこで初めて揺《ゆ》らすなどして小さく動かし、やがてスムーズに動くようになったら、また別の動き

図1-6　ハトのポーズとダンスのポーズのプロセス

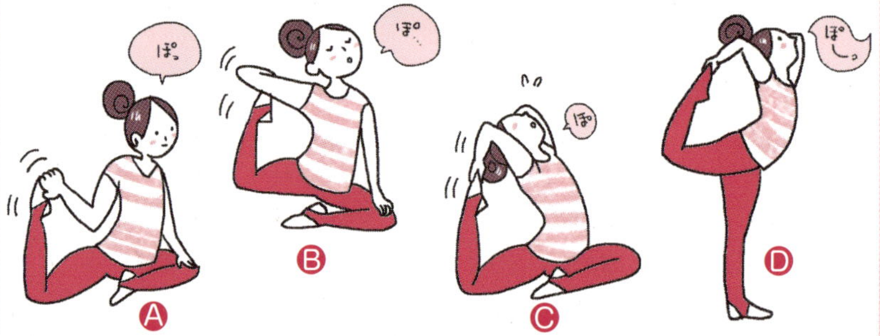

AとBでは、足を持つ手を逆手（手の小指側が上）にしています。手の親指と人差し指で、足の小指をつかんでいます。

表1-1 体の硬さをポーズに生かすための三つのポイント

❶ 力まかせに動くのをやめ、優しく丁寧《ていねい》に動くこと
❷ 体を小さく動かすことで、固まった部分を緩めること
❸ 「緩んだ」と感じられる範囲を少しずつ広げること

そうな部分を感覚で探り当てて意識を向ける……というプロセスを積み重ねていきました。

その積み重ねの延長線上にあるのが、**C**のハトのポーズと、**D**のダンスのポーズです。Hさんいわく、**C**と**D**では「喉《のど》のあたりがしっかり伸びる感じがした」そうです。

難しいポーズを練習するとき、気持ちのあせりからつい力まかせに動いてしまう人がいますが、私はそのような動き方を決しておすすめしません。なぜなら力まかせに動いてしまうと、その反動は数日間動けないほどのダメージとなって跳《は》ね返ってくる場合があるからです。

Hさんの練習方法は**「無理せず、無駄せず、続ける」**というヨガの名言そのものです。

ところでヨガでポーズを作るとなると、たいていの人は自分や他人の体の柔らかさを非常に気にしますが、私は「柔らかければそれでよい」とは言い切れないと考えています。ヨガにおいては「柔らかさ」と同じくらい、「強さ」や「感じる力」が大切だからです。

たとえばもともと体が柔らかくて、どんなポーズでも器用にこなせる人がいますが、そういう人は筋肉本来の役割である「締《し》める力」が生まれつき弱いのかもしれないのです。そのせいで、どんな動きにおいても筋肉が締まりにくく、簡単にポーズを作れている場合があるのです。

もともと柔らかい体質の人というと、よいことばかりのようですが、そういう人は体質的に筋肉の強化が苦手です。また、Hさんのように**「感じることで体を柔らかくする」**プロセスを体験したり、その喜びを実感することも難しいでしょう。

私は長年のヨガ指導から、体の硬い人はヨガ的に見て恵まれた人だと考えています。なぜならHさんのように、「硬さ」をきっかけに感じる力を磨いたり、これから体を柔らかくする喜びや楽しみがあるからです。ですから私は体が硬い人にこそ、自信と希望を持ってヨガにチャレンジしてほしいのです。

第2節

イメージを使う

イメージの力が体に現れる

学院では、初めてヨガのレッスンを受ける人には「ラジオ体操のような動きをしないでください」とお願いしています。つまり「とにかく動けばいいのだろう」という感じで無《む》造《ぞう》作《さ》に動いたり、勢いをつけて強引に動いたりせずに、自分の体の重さや感覚を味わいながら、ポーズに取り組んでもらいたいのです。**気持ちを込めて、優しく丁寧《ていねい》に動きを作ると、体はその思いに即座にこたえてくれます。**

そのことを実感するために、**図1-7、1-8**の実験を行ってみましょう。心に描いたイメージが体に現れる面白さや確かさを感じられます。

心と体は常につながり合い、影響し合って働いています。その心と体をつなぐ架《か》け橋になるのが「イメージ」だと私は考えています。

イメージの力は、集中して心に描けているときははっきりと体に現れますが、執着《しゅうちゃく》や思い込みにとらわれているときはうまく現れません。「あんなふうになりたい！　こんなふうにやりたい！」という強烈な自意識があると、それがかえって動きの妨《さまた》げになるということはスポーツの世界でもよく言われています。

図1-7　イメージの力が体に現れる

①節《ふし》を目安にして両手をぴったり合わせて、中指の長さを比べてみましょう。
②短かかった方の指に、「長くなーれ」と願いながら息を吹きかけます。
③もう一度、長さを比べます。「おおーっ」と歓声が出るようであれば、心と体がスムーズにつながっている証拠です。

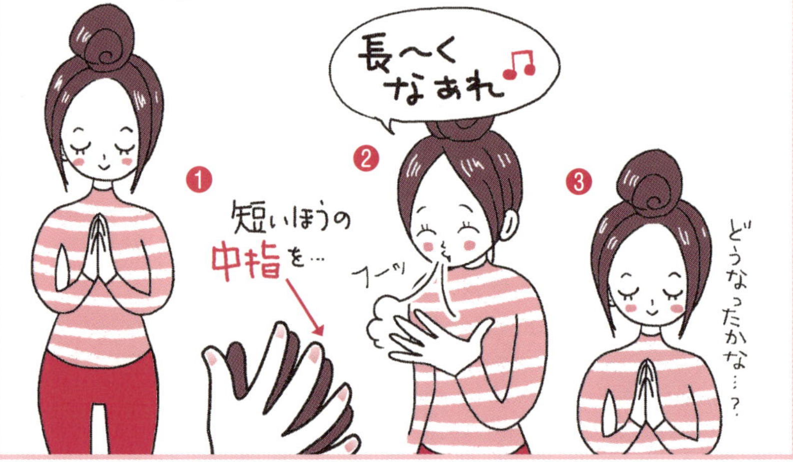

イメージの力といえば、真っ先に思い出すものとしてイメージ・トレーニングが挙げられるでしょう。イメージ・トレーニングでは、体をほとんど動かさずに、頭の中で体の動きを思い描きます。そうすることで**筋肉の緊張や疲労を伴《ともな》わずに、筋肉をスムーズに動かせる神経回路をつくるのです。**

効果的にイメージ・トレーニングを行うためには、あたかもその場にいるような感覚をつくり出すことが大切です。視覚や触覚《しよつかく》（動き）だけでなく、聴覚や嗅覚《きゆうかく》、ときには味覚（口の中の状態）まで具体的に再現できるぐらい集中します。イメージがリアルであればあるほど、優れた効果が得られます。

レベルの高い目標に到達するためには、そこへ向かってひたすら突き進むやり方ももちろんありますが、その一方で、自分が今ここで直面している現実を受け入れて、それが変化するのを「待つ」やり方もあるのです。

ヨガでポーズを作るときも、いきなり体を動かすのではなく、まずは心で願うようにしてイメージを描いてみてはどうでしょうか。**頭の中に描いたポーズのイメージが、自分の体に現れるときを待つのです。**

ポーズを作っている最中は、この「イメージして待つ」というプロセスをひたすらくり返します。そして変化していく自分の体をできるだけ細かく、冷静に観察し続けます。現実を受け入れ、心にイメージを描いて待っていれば、心と体はなめらかにつながり、やがてふとした瞬間にイメージが体に現れます。

いろいろなヨガのポーズを通して、イメージが体に現れるプロセスを楽しんでください。

図1-8　イメージの力を腹筋運動に活用する

一般的にきついとされる腹筋運動も、イメージを活用すると楽にできます。

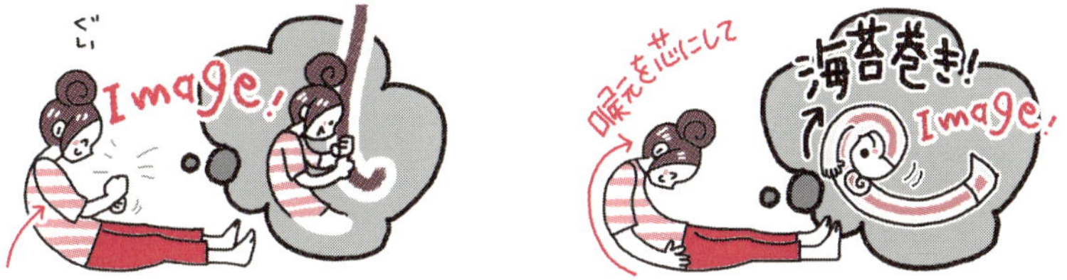

①ぶら下がっているひもを引き寄せるイメージ。②喉元を芯にして、海苔巻きを巻くイメージ。

ちぎれそうに痛いときは いっそのこと、ちぎってみる

ヨガで慣れないポーズに挑戦すると、体が思うように動かなかったり、ビリッとした嫌な痛みを感じることがあります。

そのようなとき、首や肩をガチガチに緊張させて痛みに耐《た》えている人がいます。あるいは、まだポーズを作る前の段階からすでに体をこわばらせていて、これから感じるであろう痛みに対して構《かま》えている人もいます。

図1-9　アイアンガー先生のヨガ指導

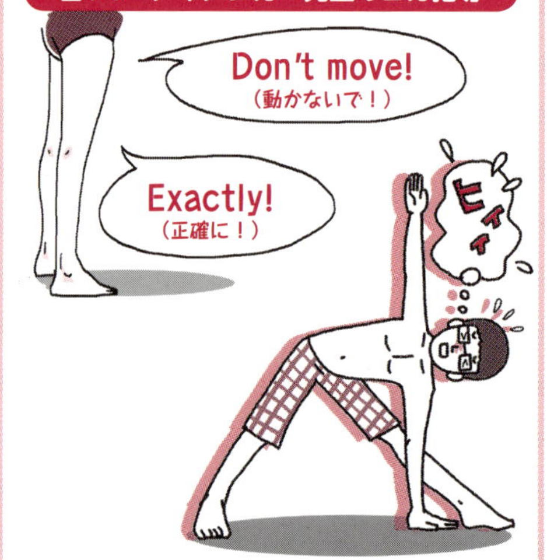

Don't move!
（動かないで！）
Exactly!
（正確に！）
ヒィィ

ハタヨガの世界的な指導者・アイアンガー先生のレッスンを受講した際、各ポーズの時間は30分前後と長く、大変しんどいものでした。しかしつらさを受け入れて、その中でできるだけ楽になろうと試行錯誤した経験が、結果的にたくさんの気づきをもたらしてくれました。

体は素直で正直なので、嫌なことを無理やり行っていると、緊張して硬くなります。「用心して構える」ことは、自分の身を守るために出る本能的な反応であり、ある意味で生命力の現れとも言えますが、用心のしすぎや構えすぎは体にとって大きな負担になります。

たとえば寒いときに体を丸めて縮めていれば、寒さはいくぶんしのげますが、暖かいときでも同じように体を固めていたら、自分の身を守るどころか慢性的《まんせいてき》な肩こりや腰痛を引き起こすでしょう。

ですから、ふだんからつい体に力が入ってしまう人や構えてしまう人は、自分が身構えていることに気づいたらその場その場で対処するとよいと思います。痛いときは緊張してもよいのですが、痛みがおさまればそのつど緩《ゆる》めてみるのです。この対処法を意識的に行うだけでも、体の不快感はかなり改善されます。

上の方法に慣れてきたら、次の段階では痛いときでもあえて緩めてみましょう。「苦中有楽(くちゅうらくあり)」という昔の言葉があります

図1-10　ちぎれるイメージ

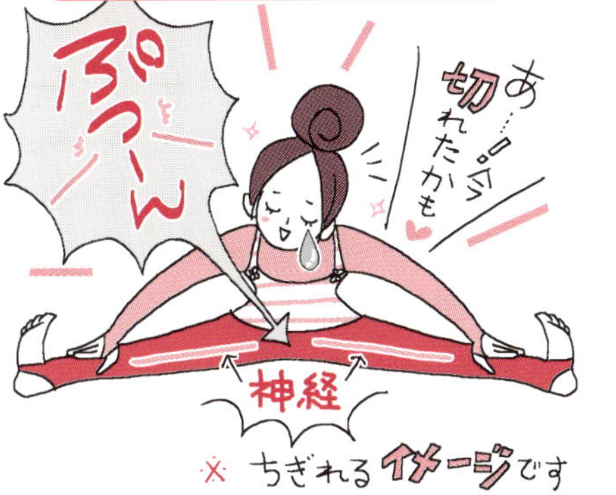

ちぎれないようにがんばるよりも、フッと力を抜いてちぎれるイメージで動いた方が、楽になることがあります。緊張することをやめてみましょう。

が、要するにつらいことをあえて喜んでやるのです。これは人生の極意《ごくい》とも言えますし、ヨガのポーズはそのための練習でもあるのです（**図1-9**）。

ちなみに「苦中有楽」のような考え方は、人間独特のものでしょう。ヨガにはイヌのポーズやネコのポーズがありますが、当のイヌやネコはヨガのポーズを作りません。理由は簡単で、痛いことをするのが嫌だからです。私たち人間と彼ら動物とでは、「つらさ」に対する考え方に大きな違いがあります。人間は、つらさを成長のきっかけとして積極的に活用することができるのです。

ところで、お風呂上がりには体がほぐれて柔らかくなりますが、それはお風呂では身構える必要がないから気持ちが緩んで、体もつられて緩むのでしょう。楽しく酔っ払っているときも人間の体は緩んでいるので、転んでもあまり大ケガをしないと言われています。

ヨガのポーズも、そんな緩んだ気持ちでやってみてはどうでしょうか。そして、痛くてスジがちぎれそうだと感じたときは構えるのをやめて、イメージの中でそのスジをプツーンとちぎってみましょう（**図1-10**）。学院のレッスンでも、受講生がポーズ中に「痛くてちぎれそう……」と訴《うった》えてくることがありますが、そんなときは冗談半分に「ちぎってしまえば？」とアドバイスします。

「ちぎりたくない」と構えてしまうから痛いのです。ポーズを作るときに体をガチガチに緊張させて、冷えて固まった団子のようになるのはもったいないことです。自分の体が温かくて柔らかくて、必要なときはいつでもちぎれたりバラバラになれる、というイメージで動く方が楽しいですし、緊張や疲労もありません。何より、体の感覚がスムーズに磨かれていくでしょう。

大地とつながるイメージで体が伸びる

体の感覚を磨いたり、感受性を高めたいと思ったとき、私はよくおもちゃのパチンコのゴムひもを引っ張って眺《なが》めています。

ギリギリまでゴムひもを伸ばしたパチンコを眺めていると、しっかり固定された結び目に最も力がかかっていることがわかります。そこでつかんだイメージを、ヨガのポーズを作るときに思い浮かべたり、体を動かすときのヒントとして活用することがあります。

ヨガのポーズで単純に形だけをまねて動いているうちは、体の感受性はなかなか磨かれません。

形はこの際、二の次だと考えてください。初めてポーズを作ったときは、とんでもない形であっても構《かま》わないのです。そこから体を少しずつ、粘土細工《ねんどざいく》でもするように丁寧《ていねい》にあっち、こっちと動かしたり戻しているうちに、いつの間にかそれらしい形になってくるので大丈夫です。形はポーズを作る目安としてはもちろん大切ですが、形という「体の外側」よりも、呼吸や骨の状態など「体の内側」に意識を向ける方が、結果的によいポーズを作れます。

体の内側を意識しながら、いろんなところの力を入れたり抜いたりしていると、体において締《し》めるべき場所と緩《ゆる》めるべき場所がだんだんわかってきます。結論から言えば、**体の中で締めてもよい場所は、肛門と腹（下腹部）と喉《のど》だけです。それ以外の場所は、柔らかく緩んでいる状態が理想です。**

ちなみに、肛門・腹・喉の3か所を締めた状態を、ヨガの世界ではバンダ トラヤと呼んでいます。私の経験では、バンダ トラヤを行うときは「大地とつながっている」イメージで行うとやりやすくなります。

またポーズを作るときには、足の裏や坐骨《ざこつ》など**床（大地）と接している部位にしっかり意識をおきましょう。すると、肛門と腹と喉が締まってくるのがわかります。それと同時に、緩むべき場所の力が抜けて、動かしやすくなるのです。**

つまり、大地とつながるイメージで動きの起点が定まって、手足や首などの動かせる部分がより自由に動けるようになるのです。

また、楽に体を動かしたいときは、肛門か腹、喉のいずれか1か所を起点として意識し、パチンコのゴムひもを引っ張るイメージで体を動かしてみましょう（**図 1-11**）。何も考えずに動いたときと比べて、よりなめらかに気持ちよく動けます。

ところで、ポーズを作っている最中に首や肩、腰が痛くなったら、それは体の中で締めるべき場所と緩めるべき場所があべこべになっているせいかもしれません。

そんなときは大地とのつながりを改めて感じて、バンダ トラヤに挑戦してみてください。

最初はなかなかできている実感が得られないかもしれませんが、とりあえずイメージだけでも描くなどして、根気強く取り組んでみましょう。イメージを豊かに、細《こま》やかに、正確に描けるようになればなるほど、心と体のつながりがよくなって楽に動けます。

ちょっとしたことの積み重ねを大切にしましょう。

図1-11　パチンコのイメージを動きに活用する

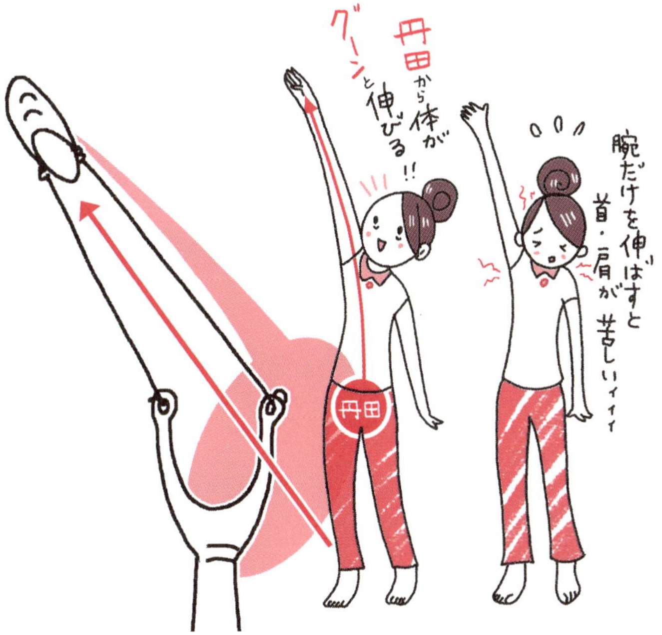

高いところにあるものをとるとき、何も考えずに腕だけを伸ばすと、首や肩が詰まって苦しくなります。そこでパチンコのイメージを活用します。丹田を結び目に、腹から上をゴムひもに見立てます。腹から背中〜腕〜指先までを、ゴムひもを引っ張るように伸ばせば、より楽に高いところのものがとれます。

第3節

重さを利用する

負けて参って おまかせで

上の言葉は、野口三千三《のぐちみちぞう》氏の著書『野口体操　おもさに貞《き》く』の章タイトル「負けて、参って、任せて、待つ」から拝借《はいしゃく》しました。ちなみに野口氏の本の内容は私にとって「そうだ、そうだ！」と共感することしきりで、今でもヨガのポーズ研究で参考にしています。

「負けて参っておまかせで」。何度見ても、いい言葉です。そんな気分で作る動きは、気負《きお》う必要がなくて楽しいのです。完璧を目指して頑張らなくても、痛みから逃げても不恰《ぶかつ》好《こう》でも、それはそれでＯＫなのだというリラックスした気分でいられるのです。

ところで私たちは、負けることが嫌いです。「参った」とも言えません。そのように育てられてきたからです。「おまかせします」と言うことがあっても、その多くは表面だけの場合が多いでしょう。

けれども宇宙という大きな大きな力の中では、人間一人がいくらガムシャラに抵抗したところで、たかが知れているのです。大波に向かってあらがい続けることはできますが、どうしようもなくて流されるしかないときもあります。

「重さ」という地球重力も、人間がうち負かすことのできない大きな力の一つですが、ところで重さとは何なのでしょうか。私たちの生活にどのような影響を与えているのでしょうか。

たとえば寝返りについて考えてみましょう。寝返りは、片方の肩を床に押しつけることでもう片方の肩が浮いて、体がぐるっと回ることで完成しますが、それは重さがあるからこそほとんど力を使わずにできるのです。

宇宙空間など、重力

図1-12　重さを動きに活用する（例：腹筋運動）

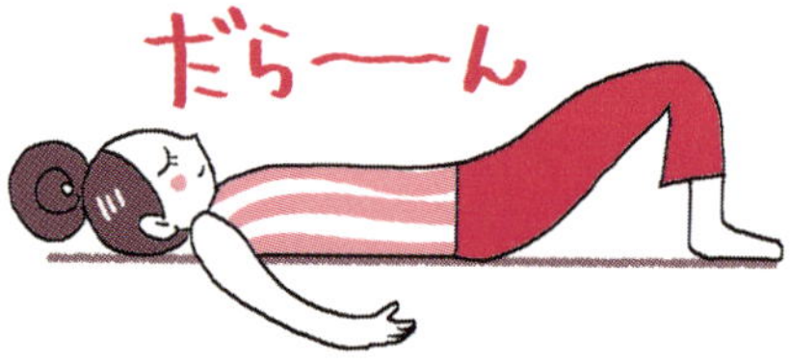

①あお向けになり、体を床にべったりと預けます。

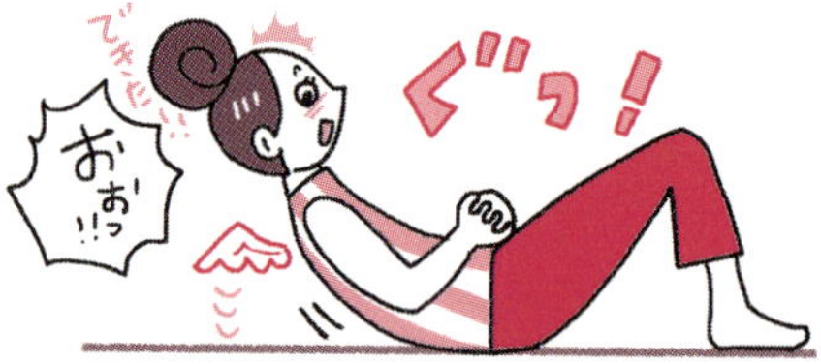

②ウエストのラインを床にグッと押しつけると、床から押し返される力によって背骨が伸びて、上半身が浮いてきます。

のない場所で寝返りを打とうとしたら、かなり難しいはずです。結局、**私たちは重さのおかげで楽に動くことができるのです。**

重さを上手に利用すれば、動きの質を高めていくことができます。たとえば、あお向けから起き上がる腹筋運動で重さを活用すると、体の感覚がこれまでとはまったく違ってきます。(**図 1-12**)。「楽にできて気持ちがいい」、それこそが本当の腹筋運動です。

立ち前屈のポーズでも、重さの助けを借りてみましょう。多くの人は「床に手がつかないから／つけたいから」、「痛いから」無理をして、悲鳴を上げています。これでは「負けて参っておまかせで」の逆の状態です。いっそのこと、棒のように真っすぐに伸ばしている膝《ひざ》を、思い切って楽な角度まで曲げてみませんか。一見不恰好かもしれませんが、いつもよりリラックスできて、上体は重さにまかせて垂れ下がるはずです。そして、いつもよりもいい気持ちで立ち前屈ができているのです。

ヨガの中で難易度が高いとされているポーズのほとんどは「自分がどれくらい重さを活用しているか」で出来《でき》・不出来《ふでき》が決まります。具体例を**図 1-13**、**1-14** で解説します。

図1-13　頭立ちのポーズ

両肘と頭で床を押してバランスをとります。床と接する部分で、体の重さを実感しましょう。しっかり床を押せば、お腹や脚を上へ伸ばせます。

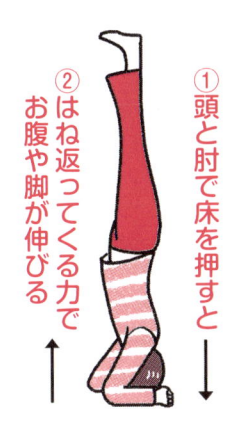

①頭と肘で床を押すと
②はね返ってくる力でお腹や脚が伸びる

図1-14　アーチのポーズ

手足で床を「押させてもらう」気持ちで行いましょう。ありがたく、丁寧に。首の力が自然に抜けて、肘も伸びます。

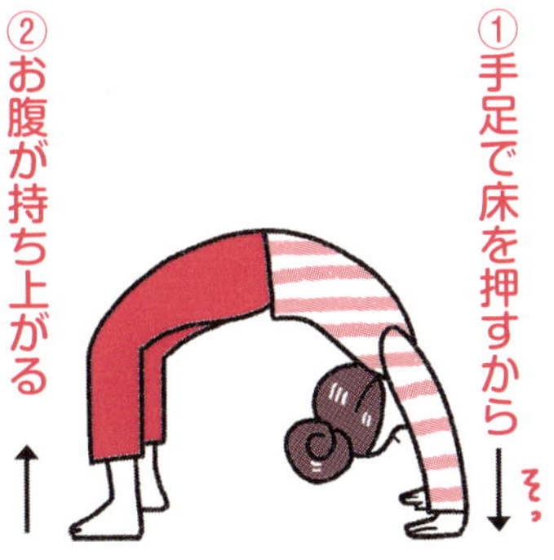

①手足で床を押すから
②お腹が持ち上がる

「自然の力」でポーズを進化させる

私たちの体には、あらゆるところに重力が働いています。

まぶただってあごだって、眠くて力が抜ければ自然と下がるようになっています。また、皮《ひ》膚《ふ》は年齢とともにたるみますし、ほっぺたも胸もお尻も、必然的に垂れてきます。

では、重力は私たちにとって「悪」なのでしょうか。そんなことはないはずです。『野口体操　おもさに貞《き》く』では、重さは「神」とも言える、と書かれています。

重さは、私たちが楽に動けるように助けてくれる力であると同時に、動きの中で私たちにいろいろなことを教えてくれます。

感覚を無視して強引に動いていると、私たちの体には大きな負担がかかります。痛みや故障の原因にもなる体の負担をできるだけ減らし、楽に気持ちよく動くためには、重さ、呼吸、イメージという三つの力がとても役に立ちます。

「重さ」という地球重力、「呼吸」という体が膨《ふく》らむ／しぼむ力、そして「イメージ」という心と体をつなぐ力。私はこの三つを「自然の力」と呼んでいます。ヨガのポーズが強引に行うストレッチと違う点は、それらの自然の力を動きの中で活用するところです。

動きの中で自然の力をうまく生かしているとき、体の感覚としては丹《たん》田《でん》が動きの中心になっていて、そこからさまざまな枝葉（体の各部分）が自由に揺《ゆ》れ動く感じになります。

ではここで、自然の力を少し体感してみましょう。まずは右ページの**図 1-15** ①のように座り、②～④を行ってください。

ちなみに、脇腹《わきばら》が縮んでいる人が行う場合、この行為は確実に痛みを伴います。ですから「これからちょっと痛くなるぞ」と覚悟した上で、痛い部分（＝縮んでいる部分）をゆっくり緩《ゆる》めていきましょう。

しばらくこの状態を保っていると、体の中の規則的な動き、すなわち呼吸によって生じる膨らみ／しぼみの動きに気がつきます。もし何にも気づかなければ、それは体が緊張しすぎている証《しょう》拠《こ》ですので、呼吸を意識できる余裕が持てるぐらいまで、体の傾き加減を調整してください。

呼吸は、できれば一回一回を新鮮な気持ちで味わい、楽しんでみましょう。**呼吸に限らず、変化を感じた**

り観察したりすることはとても楽しいことなのです。

次は、肘《ひじ》に意識を向けてみましょう。肘におもりがついていて、それが下へ落ちていくイメージを描きます。

このときの右脇は、おもりをつなぎとめているひもの役目を果たします。右脇というひもは、動きの中心である丹田にしっかりと結ばれています。ひもは、必要な分だけ長くなって伸びていくようにイメージしましょう。この状態で呼吸の膨らみ／しぼみを味わっていると、体が無限に変わっていくような感覚がだんだん濃くなり、行為と自分が一体化したように感じられます。

このように、ポーズをある程度の形まで作って、そこで呼吸を感じ、重さやイメージを利用して感覚を深めるというやり方は、どんなヨガのポーズにも応用できます。ぜひ試してみてください。

図1-15　自然の力で脇腹を伸ばす

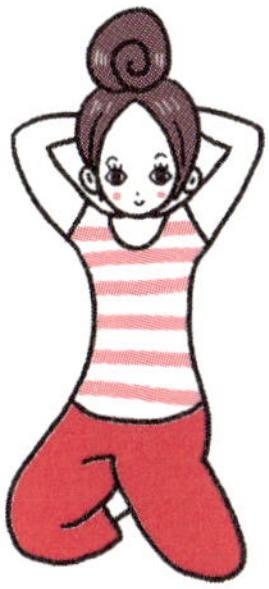

①正座をして、お尻を右側へ落として横座りします。

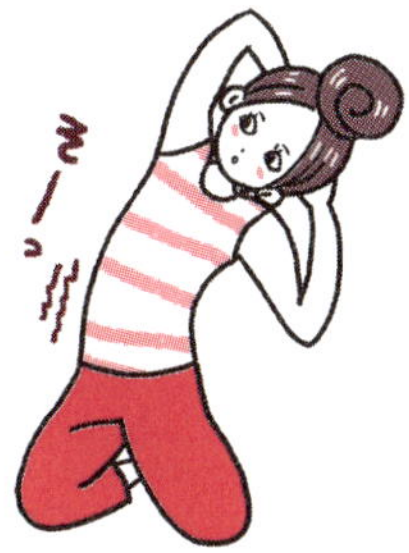

②両手を頭の後ろで組んで肘を張り、左へ少し倒し、右の脇腹をストレッチします。

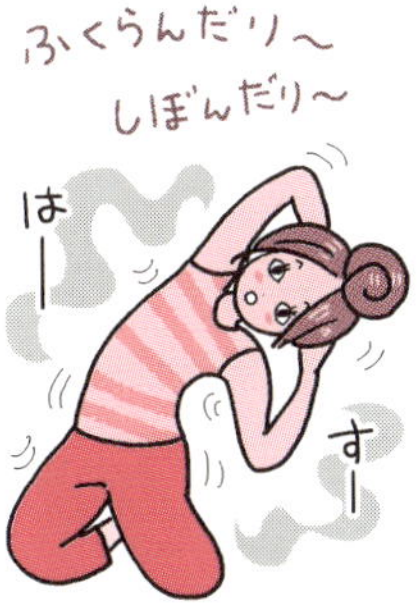

③吸う息で、体が膨らんで持ち上がります。吐く息で体はしぼみ、沈みます。このくり返しを楽しみます。

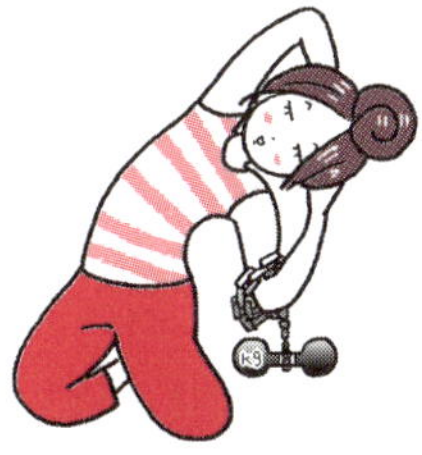

④肘におもりがついているイメージを描きます。おもりを意識すると、肘は自然と地面へ引き寄せられます。

第4節

待つ／逃げる

待てばプレゼントがやってくる

肩こりや腰痛といった「痛み」について考えたとき、病院に行かなければどうにもならないタイプの痛みと、自分で工夫すればどうにかおさまるタイプの２種類の痛みがあると思います。ここでは、後者の痛みについて考えてみます。

結論から言えば、姿勢を変えることが痛みをなくす一番の対処法だと私は考えています。簡単に言い切りましたが、本当に、姿勢一つで痛みは楽になるのです。

「痛い」と思ったら、まずは痛みが消える姿勢を探してみましょう。ちなみに、猫背など悪い姿勢のときは全身の筋肉が緊張しているので、痛みはなかなか消えません。

寝ていて痛みを感じるのであればいったん起き上がって、腰から頭のてっぺんまでをできるだけ長く伸ばして姿勢を整えましょう。これはぜんそくのときの対処法と同じ理屈で、背中や肩を緊張から解放するのがポイントです。**筋肉の中にある神経が興奮している限り、痛みが消え**

図1-16　ネコのポーズ

反りネコ：四つんばいの状態から、頭を持ち上げて背骨を反らせる（緩めていくプロセス）

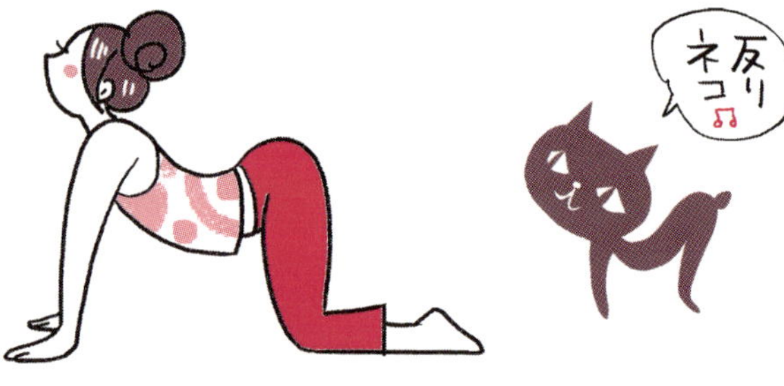

丸ネコ：頭を下げて背骨を丸くする（締めていくプロセス）

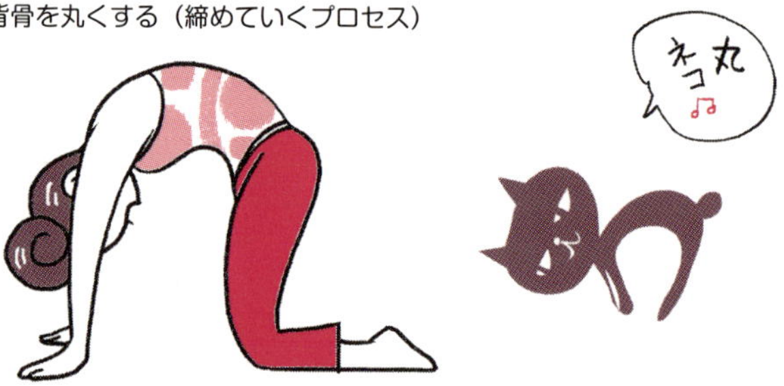

ることはありません。姿勢を整えれば筋肉が緩《ゆる》み、その中にある神経の興奮もしずまるので、体の状態は少しずつですが確実に変わります。その変化を待ちましょう。

変化を待つヨガのポーズと言えば、私が真っ先に思い浮かべるのはネコのポーズです。**図 1-16** の反《そ》りネコと丸ネコをつなげて１セットとして、動きと呼吸を連動させてくり返し行います。

体の中に意識を向けていると、背骨や肩甲骨《けんこうこつ》、腰骨《こしぼね》のなめらかな動きが感じられます。さらに感覚を研《と》ぎ澄ますと、鎖骨《さこつ》が動くのもわかるでしょう。

さらにネコのポーズを丁寧《ていねい》にくり返していると、このポーズのポイントは、体を締《し》める／緩める感覚であることに気がつきます。

丸ネコのポーズは、体を締めていくポーズです。骨盤を立てて恥骨《ちこつ》を頭の方へ押し出します。

一方、反りネコのポーズは体を緩めるポーズです。お尻をやや出っ尻気味にして、坐骨《ざこつ》を天へ向けるようにします。そして腰骨の上部をおもりのように垂らし、股関節《こかんせつ》を軸《じく》としながら骨盤を動かしていきます。それは一見すると、背骨がキュッと反っていて硬い人には難しそうなポーズですが、実際に行うと決して無理な感じはしません。むしろ自然の力によって腰が緩んで垂れるので、穏やかで気持ちいいのです。

これら二つのポーズを比べると、締める丸ネコよりも、緩める反りネコの方がより重要であり、難しいと言えるでしょう。**筋肉を締めることは、意志の力で何とかできますが、緩めることは意志の力だけでは難しいのです。体が緩むようなイメージを頭の中に描いたり、緊張と弛緩《しかん》を何度もくり返すなどして条件を整えながら、緩む瞬間を待つしかないのです。**そのプロセスは、ある意味でリラクゼーションの極意《ごくい》とも言えるでしょう。

どんなヨガのポーズを作るときも、力を入れないように、悲鳴を上げないようにして保っていると、やがて体の力が抜けて楽になるものです。**自然のものは、人間の体でも何でも、待てば何かしら変わります。**

そして待っていれば、リラクゼーションという最高のプレゼントがやってきます。ヨガをする人にとってポーズを作る時間とは、最高のプレゼントを待ち、その素晴らしさを味わう時間なのです。

逃げてだまして丸く収める

P.28の冒頭で、姿勢の話を少ししました。たとえば肩が痛いときには「首を縮めて背中を丸めた姿勢」で耐《た》えるよりも、「首や背すじを長く伸ばした姿勢」でいる方が、症状が大幅に軽減されるのです。

この原理をヨガのポーズ作りにも応用しましょう。つまり、もしも不快感でどうにもならなくなったら、快の感覚を探して楽になれるところまで逃げるのです。一見かっこ悪いようですが、私はそれも上達のための有効な方法だと思っています。

それでは「不快から快へ逃げる」をテーマに、長《ちょう》座《ざ》（＝両脚を伸ばして座った状態）でねじりのポーズ（**図 1-17**）を行ってみましょう。

長座になった時点で上半身にぎこちなさや硬さを感じるようであれば、膝《ひざ》を立てるか、足を広げるなどして楽な姿勢になってください。膝の硬さが抜ければ、腰が楽になって背すじが伸びるので、上半身の緊張がほぐれます。それによって肩も楽になるので、気持ちよくねじりのポーズを作れます。

そもそも、体のある部分（前述の例では肩）が縮んで硬くなるのは、そこに関連する部分（前述の例では膝）が緊張しているからです。その場合、縮んで硬くなった部分（肩）だけを緩《ゆる》めようとしても、痛みを取ることは不可能です。なぜなら全身はつながっているからです。

背中や肩が苦しくなるくらい全身が緊張しているのに、膝を伸ばしたまま上体をねじると、そのねじりは固くてつらくてせつなくて、呼吸も詰《つ》まってしまいます。**自分の体が快を感じたやり方が、現時点での自分にとっての正しいやり方なの**

図1-17　ねじりのポーズを工夫する

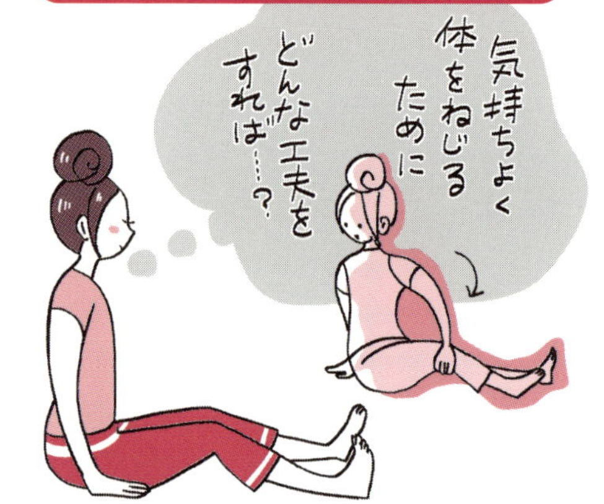
気持ちよく
体をねじる
ために
どんな工夫を
すれば…？

骨盤を立たせるために、膝は楽な方へ曲げて構いません。また足を広げる幅については、体を少し左右にねじってみて、楽にねじれそうな開き加減を探して調整します。

です。ですから、ポーズで苦しいときに膝を曲げたり足を広げることは、ズルでも何でもありません。つらいときは堂々と姿勢を変えてください。

どんなポーズにも言えることですが「気持ちいい」という感覚を最優先して行ってください。**かっこいいヨガの本や雑誌のグラビアに載っているような、いわゆる正しい形にこだわっていると、気持ちよさを見失います。**がまんできないくらい痛いことはしないでください。ヨガは苦《く》行《ぎょう》ではないのです。

必死な形相《ぎょうそう》で頑張るのをやめるかわりに、アハハハと笑ってみたり、体をそっと動かして無駄な力を抜きましょう。本当のヨガには、心身の気持ちよさや命の喜びがあるということを忘れないでください。

もう一つ、おすすめしたい練習法があります。それは「完成形と似たポーズを作る」、つまりポーズを簡単なレベルにアレンジして行う方法です。

たとえば木のポーズです。**図1-18**のような完成形ができないのであれば、**図1-19**の「なんとなく木のポーズ」に挑戦して、どんな感じがするのか試してみるのです。一見、簡単すぎるような練習法ですが、**何もしないよりは、行った方がずっとバランス感覚が養われます。**

ほとんどの人はポーズの完成形ができないとわかると、「自分にはヨガは向いていないんだ、ダメなんだ」とあきらめてしまいますが、とりあえずは似た形でだましだましやってみればよいのです。一回でも経験すれば、そこから何かしら学ぶことがあるはずです。そして学びの蓄積から、レベルアップのヒントやコツが必ず見つかります。自分の心と体で確かめてみましょう。

図1-18　木のポーズ

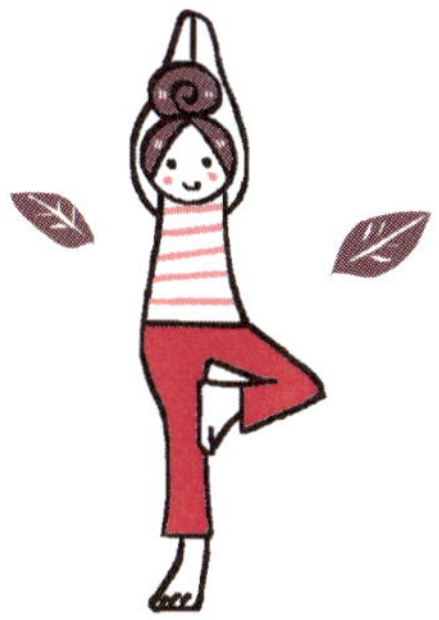

図1-19　なんとなく木のポーズ

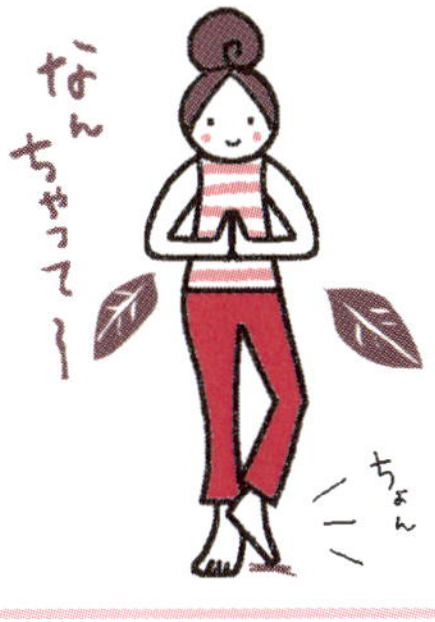

第5節

呼吸を動きに活用する

よい呼吸／悪い呼吸を知る

よい呼吸とは、ひと言でいえば「深くてゆったりとして強い呼吸」です。よい呼吸をしていると、肩は重力にまかせて自然とぶら下がりますし、腹には力が満ちて、気持ちも安定しています。

一方、**悪い呼吸とは「浅くて速くて弱い呼吸」です。**悪い呼吸を長時間行っていると、肩が上がり、腹の力は抜けて背中が丸くなり、心も不安定になります。実際に自分で呼吸して確かめてみると、呼吸と心身の深い関わりが実感できると思います。

さらに、呼吸と姿勢も密接に関係しています。よい姿勢とは「安定していて疲れにくい姿勢」のことですが（P.94）、ヨガにおいても、楽に呼吸しながら作っているポーズがよい姿勢といえます。ちなみに、よい姿勢でのヨガポーズは見た目にもとてもきれいです。

私はレッスンのときによく、受講生がやりがちな悪い姿勢でのポーズをまねして見せることがあります（**図1-20**）。これを見せると受講生たちは大笑いしますが、笑っている人の中にも無自覚にこんなポーズを作っている人が多いのです。

悪い姿勢でのヨガポーズは疲れやすく、呼吸の質も低下します。肩に力が入っているなど、全身のバランスが崩《くず》れているからです。

図1-20　悪い姿勢で作るポーズ（例：ネコのポーズ）

楽に力を抜いてお腹を垂らすことができず、「お腹を床に近づけたい」という気持ちが先走って、基本姿勢（四つんばい）を変えて肘を曲げてまで床に近づこうとします。体を緩めないといけないのに、力んで無理やり形を作ろうとしてしまうのです。

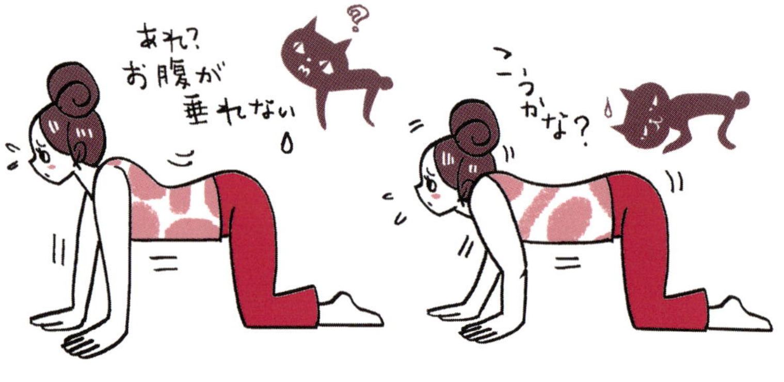

ところで、昔から日本で「よい姿勢」の理想とされてきたのは「上《じょう》虚《きょ》下《か》実《じつ》」です。それは、首や肩など上半身の力が抜けている一方、下半身がどっしり安定した姿勢のことで、剣道や柔道など武道の世界で重視されてきました。**上虚下実の姿勢では、体のバランスは安定していて疲れにくく、必ずよい呼吸をしています。**

ヨガのポーズで上虚下実の練習になるポーズといえば、何といっても立《りつ》位《い》（＝立って行う）のポーズでしょう。立位のポーズでは首や肩の力を抜き、逆に足の指や肛門には力がこもるように姿勢を整えます。たとえば、英雄のポーズⅢなど難しい立位のポーズを作るときは、肛門を締《し》めることで一気にポーズが安定しますし、呼吸も深く穏やかになります（**図 1-21**）。

呼吸の様子から、心身の状態を読み取ることもできます。たとえば気持ちが萎《い》縮《しゅく》している人は、声の力が弱くて呼吸も浅くなりがちですし、気持ちが安定している人は声がしっかり出ていて、呼吸も強くて深いのです。

よい呼吸が身についている人は、ただそこにいるだけで周りの人を安心させたり、勇気づけることもあるでしょう。そしていつもまわりから浮いてしまう人は、まわりの人よりも極端に浅いか速い呼吸をしていて、文字どおり「息を合わせていない」ことが多いのです。

このような、呼吸に関する独特の感覚を昔の人は「間《ま》」と言い表していました。各分野の達人たちは、「間」に含まれるさまざまな情報を鋭く読み解いたり、自由自在に操《あやつ》っていたようですが、私たちはそこまでの達人技を習得する必要はありません。それでも、緊張しているときに吸う息と吐く息の間で「間」をたっぷり溜《た》めたり、呼吸のスピードを緩《ゆる》めれば、簡単に自分の心身やその場の空気をリセットできます。呼吸の性質を知り、リラックスする技術を身につければ、誰でも自分らしさをもっと楽に、上手に表現できるのではないでしょうか。

図1-21　上虚下実をポーズに活かす

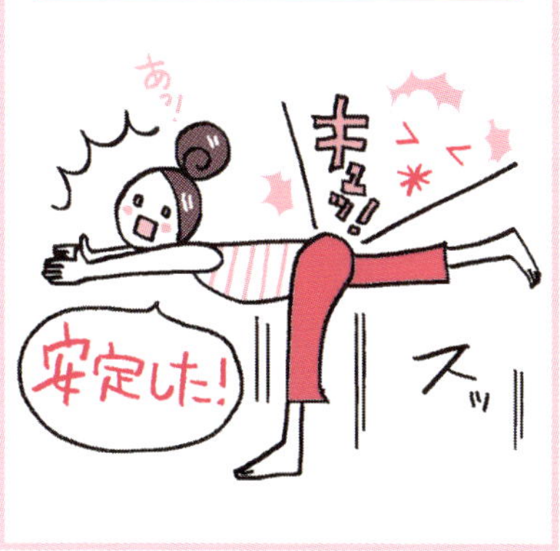

目的に合わせて呼吸を選ぶ

ヨガでポーズを作るときに「ここで吸って、ここで吐いて……」とただ機械的に息をしているだけでは、動きと呼吸の一体感はなかなか得にくいと思います。

私は、ヨガの呼吸の仕方は大きく分けて二つあると考えています（**図1-22**）。目的に応じて呼吸を使い分ければ、動きと呼吸の一体感がしっかりと感じられる上に、呼吸の力や面白さを実感できます。

ところで息を吐くと筋肉が柔かくなりますが、私たちはこのような呼吸の効用を無意識に利用しています。たとえば、どこかに体をぶつけたときは「痛っ！」などと言いながら強く息を吐き、反射的に筋肉の緊張を和らげています。また激しい痛みを感じたときは、息をグッと止めて、筋肉を締《し》め、痛みに耐えています。

これらの原理は、ヨガでポーズを

図1-22　ヨガポーズで使える2 種類の呼吸

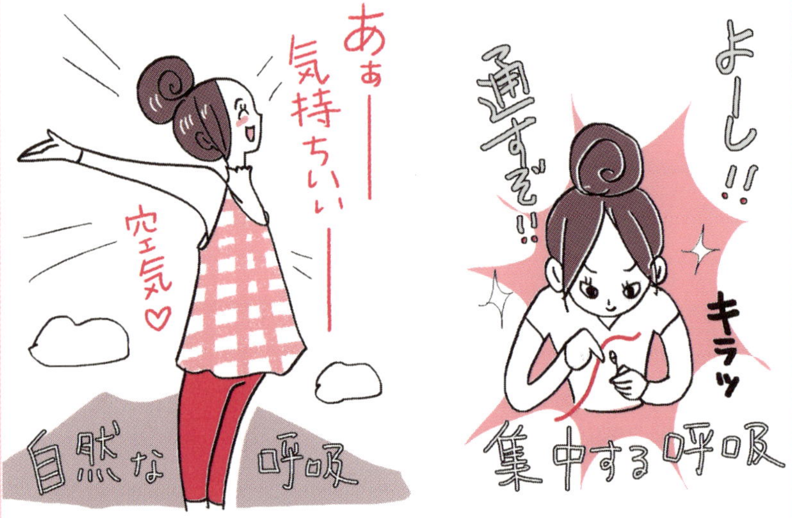

自然な呼吸：森林や海辺など、気持ちのよい場所で自然に行っている呼吸です。空や海へ向かって、体を上へ、横へと広げているときは、自然と息を吸うはずです。また、体が下へ、内側へと向かうときは、自然と息を吐いています。

集中する呼吸：針の穴に糸を通すときや、試合や試験などで注意力が高まっているときの呼吸です。吐く息がメインとなり、吸う息は、次の吐く息へすばやく移るために短縮して行います。また、ここぞという瞬間にはグッと息を止めます。

作っていて痛みが出たときにも応用できます。**痛いと思ったときに吐く息を強く長くすると、肩の力が抜けて筋肉が緩《ゆる》み、少し楽に動けるようになります。**また、パワーが必要な場面では、吸ってからグッと息を止めて全身の筋肉を締めます。

それでは、2種類の呼吸をヨガのポーズの中で行ってみましょう（**図1-23**）。ここでは、呼吸と動きの一体感を実感しやすい「ネコのポーズ」を取り上げます。

図1-23　ネコのポーズで呼吸を使い分ける

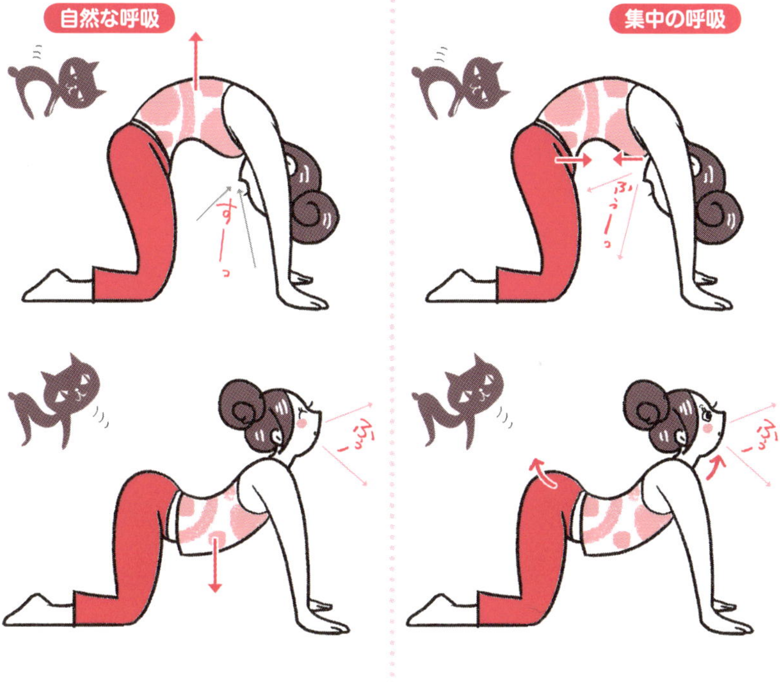

「自然な呼吸」で背骨を柔らかくする

丸ネコのポーズ：背中で天を突くようにして胸いっぱいに息を吸い込むと、呼吸が楽になり、背骨もなめらかに丸くなります。
反りネコのポーズ：吐く息でお腹を締めていきます。肘は伸ばしたままにして、肩と腰の間で胴体というひもを垂らすようなイメージで脱力します。

「集中する呼吸」で背骨をしっかり動かす

丸ネコのポーズ：吐く息で、犬がしっぽを巻くように尾骨を体の内側に巻き込みます。吸う息で背骨を床と平行にします。
反りネコのポーズ：吐く息で背骨を下げます。胸を前方へ押し出し、あごを上に向けてうなじをつぶすようにし、腿とそけい部を締めます。吸う息で背骨を床と平行にします。

コラム

笑いヨガ

笑いが心身を輝かせる

沖《おき》ヨガを創設した沖正弘《おきまさひろ》先生は「病気などというものは存在しない」とつねづね語っていましたし、沖ヨガ道場の合宿生活では、元気な人も病気の人も同じカリキュラムに取り組んでいました。

カリキュラムには激しいものから穏やかなものまでいろいろありましたが、中でも頻繁に行われていたのが「笑いの行法《ぎょうほう》」です。それはひと言で説明するなら、「笑っているときの呼吸の仕方で、生活の中のあらゆることを行う」訓練法でした。

沖ヨガの受講生は、いつでもどこでも笑う練習をしていたものです。というのも、ちゃんと笑っていない受講生を発見すると沖先生が「笑えっ！　笑えんのか、貴様！　バカヤロー!!」と竹刀《しない》を持って追いかけてくるので、笑う方も必死だったのです。おかげさまで今では、どこでもどんな状況でも笑えるようになりました。

笑いの行法といっても、内容は前述の通りのシンプルなものですから難しいことをするわけではありません。そもそも少し笑うふりをするだけでも、自律神経や免疫《めんえき》機能は正常な状態に近づくのだそうです。

たとえば自分の気持ちが少し落ち込んでいたり緊張していたり、だるいときなど、気持ちを切り替えるきっかけとして「ははは」「ひひひ」とハ行の好きな音で声を出してみましょう。あお向けでも、うつぶせでも、どんな状態で行ってもよいのです（ただし、電車の中など公共の場でいきなり笑うのは、ビックリされるのでやめたほうがよいと思います）。

できるだけ長く、呼吸をたっぷり使って行いましょう。ちなみに笑いながらヨガのポーズを作ると心身が緩《ゆる》むので、きつい感じが楽になります。面白いことがないと笑えないというのではなく、自由自在に笑えるようになればシメたものです。今日から早速、笑いの達人、笑顔の達人になりましょう。

近年では、笑いは、心身のバランスを整えて調子をよくすることがわかってきました。今や笑いの効用は医療からビジネスまで幅広いジャンルで注目を集めています。

水野ヨガ学院では、設立当初から

図1-24　笑いによって起こる心身の変化

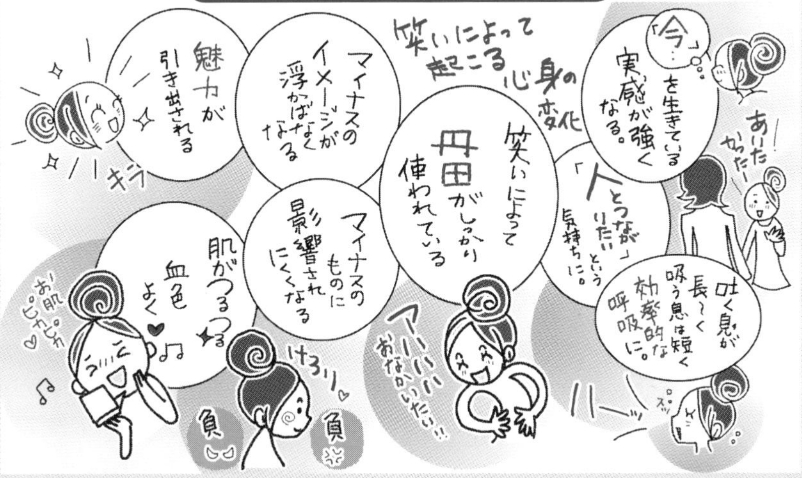
笑いによって起こる心身の変化
魅力が引き出される
キラ
マイナスのイメージが浮かばなくなる
笑いによって丹田がしっかり使われている
「今」…を生きている実感が強くなる。
ありがたかったー！
「人とつながりたい」という気持ちに。
肌がつるつる血色よく
お肌ピカピカ
マイナスのものに影響されにくくなる
けろり
負
負
アーハハハ おなかいたい!!
吐く息が長～く吸う息は短く効率的な呼吸に。
ハーッ
スッ

笑いの効用に注目し続けてきました。「笑い」だけをテーマに 90 分の研究会をしたこともあります。まず、笑っている人の心身や呼吸について観察し検証したのですが、**図1-24** のような変化が挙げられました。ほんの短時間笑うだけでもこれだけの変化が起きるのですから、笑いは心身の働きに確実に大きな影響を及ぼしているに違いないと感じました。

また、笑いをテーマにしたこの研究会では、ほかのテーマでの研究会と比べて参加者の表情が格段にイキイキしていました。「気持ちはその場にいる人に伝わる」とはよく言いますが、笑いを探究してその成果を活用したいという参加者の気持ちが伝わり合い、連携し合い、どんどん広がっていきました。

誰を見ても、いつもの真面目で隙《すき》のない顔とは別人のようで、無邪気で楽しそうな表情はまるで子どものようでした。いつもよりも軽口や笑い話がどんどん出てくるし、それに対する反応もビビッドで、何のためらいもなく隣の人にもたれかかって笑っている人もいました。「そろそろ終わりの時間ですよ」と言っても、みんなまだまだ一緒にいたいようで、なかなか立ち上がろうとしません。私だけが大人に戻って「さぁ、もう終わるぞー！　帰れ帰れ」と促《うなが》さないといけないほど、大いに盛り上がりました。

ところで「笑うのが嫌だ」という人がときどきいます。私がふだんのレッスンの中で、笑いの行法《ぎょうほう》や効用について話していると「何だかバカにされているみたいで不愉快」と受講生に言われたこともありました。しかし、そういう人も数か月後には、みんなと一緒になって笑っていました。要は無理強《じ》いをしないことです。心の緊張がほぐれてくれば、誰でも笑うようになるものだからです。

笑いで呼吸も磨かれる

私たちが呼吸をするときに最もよく使う筋肉といえば、横隔膜《おうかくまく》と肋間筋《ろつかんきん》ですが（**図 1-25**）、それ以外にもたくさんの筋肉が一緒に動いて、呼吸運動を助けているのをご存知でしょうか。

たとえば、骨盤底の内側に張り付いている骨盤底筋《こつばんていきん》は横隔膜と連動しています。お腹を意識して呼吸していると、呼吸のリズムに合わせてお尻が膨《ふく》らんだりしぼんだりしているのが感じられます。

上半身や腰の筋肉が硬い場合は、呼吸量は少なくなります。特に首まわりが緊張しているときは、呼吸は浅くて息切れしやすくなります。そして胸や背中の筋肉が硬いと、たとえばプラスチックの容器に空気を送り込んでも、容器があまり膨らまないのと一緒で、息を吸い込んだときもそれほど変化が見られません。

イライラしやすい人の胸や背中を観察すると、たいてい緊張していますが、それは胸や背中の硬さが大きく影響しているのです。逆に、胸や背中の筋肉が柔らかくなれば呼吸量も増大しますし、思い切り笑えるようになります。呼吸量の増大は疲労回復にもつながります。

図1-25　呼吸で主に使う筋肉

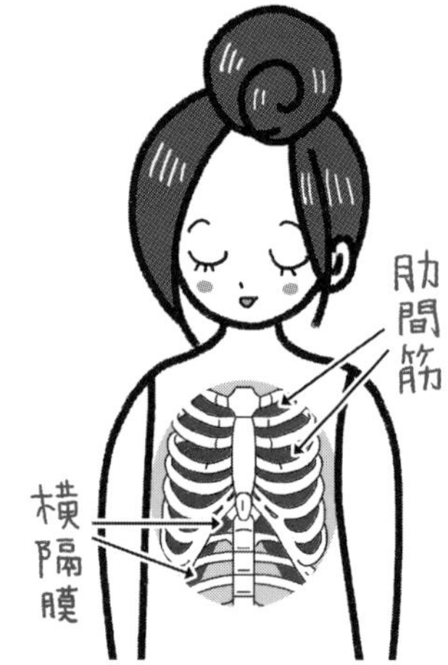

横隔膜は、胸と腹の間にある大きな筋肉です。肋間筋は文字どおり、肋骨の間を埋めている筋肉（いわばスペアリブ）です。横隔膜は呼吸運動の75%、肋間筋は25%をまかなっています。

また前ページ**図 1-24** でも触れましたが、笑っているときの呼吸は深く長く力強く、吐く息がメインになります（**図 1-26**）。ヨガの代表的な呼吸法で、腹を締めて息を止める「クムバク」というものがありますが、笑っているときの呼吸では、吐いた後も吸った後も、ほんの短時間ですがクムバクの状態になっています。常にお腹に力が入ったままで、吐いてはグッと止める、吸ってはグッと止めるという、理想的なクムバクが自然にできているのです。

心身のバランスを取り戻し、生命力を高めるためには、「笑い」は手っ取り早くて効果絶大な魔法といえます。どんどん笑って、体の内側から元気と魅力を引き出しましょう。

図1-26　笑っているときの筋肉の様子

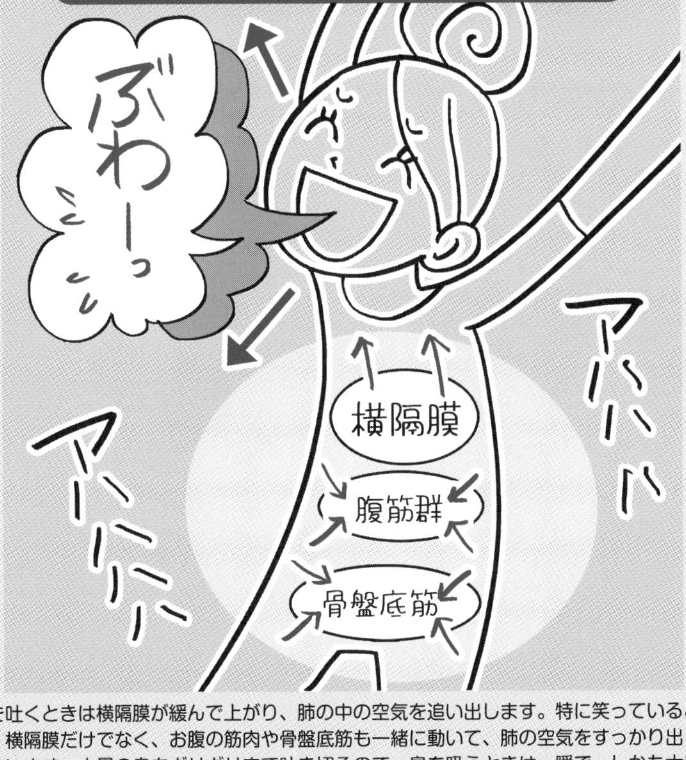

息を吐くときは横隔膜が緩んで上がり、肺の中の空気を追い出します。特に笑っているときは、横隔膜だけでなく、お腹の筋肉や骨盤底筋も一緒に動いて、肺の空気をすっかり出してしまいます。大量の息をギリギリまで吐き切るので、息を吸うときは一瞬で、しかも大量に吸い込むのです。

第6節 動きのつながりを感じる

筋肉を痛めない体の使い方

私たちが筋肉を痛めてしまう主な要因は、その筋肉を必要以上に緊張させることです。小さな筋肉に大きな負担をかけ続ければ、やがて限界がきて痛めてしまうのは当然のことでしょう。筋肉を痛めず上手に使うためには、

①体の末端（頭や手足）を動かすときは、末端だけを動かすのではなく、体の中心（＝丹田）から末端へと力を伝えるようにして動くこと

②全身のつながりを感じながら動くこと

が大切です。

それではここで、全身のつながりを感じるために、ちょっとした動きを行ってみましょう（**図 1-27**）。「全身がつながっている」ことを知識として押さえるだけでなく体で経験して、生活の中でどんどん応用してほしいと思います。

図1-27　全身のつながりを実感する

①両手の指を開いて互い違いに組みます。
②手の上下を１回ごとに組みかえる動きをできるだけ早く行います。

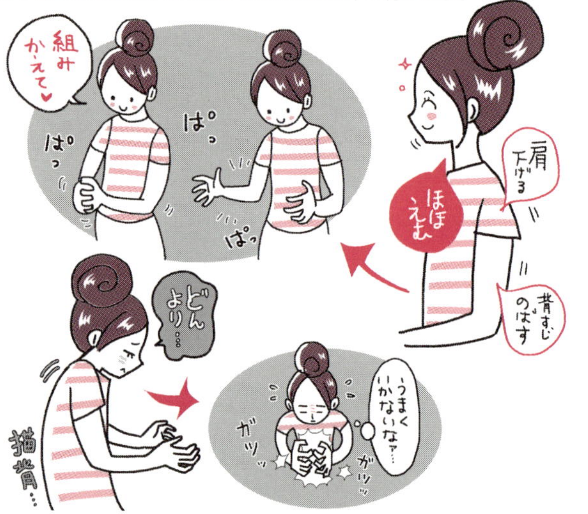

脳と背骨のつながりや、背骨と指先のつながりがよくわかる実験です。猫背で行うと、手を組みかえるときに指がよくぶつかりますが、背すじを伸ばして肩を下げて行うと、ぶつかる頻度は下がります。背中が丸くなっていると、脳から出ている運動神経や、手から出ている感覚神経の働きが鈍くなり、全身のつながりが悪くなるのです。

ヨガでポーズを作るときに、首や腰、脚の付け根に痛みや緊張を感じることがありますが、そんなときはたいてい「最初の姿勢」に何らかの問題があるはずです。「最初の姿勢」とは、ポーズを作るスタートの姿勢のことです。

たとえば、あお向けの状態からポーズを作るときには、あお向けのときに背中にしっかり意識を置くことが大切です。床と背中がべったりくっついている（＝背中の筋肉が緩《ゆる》んでいる）かどうかを確認して、緊張している場合は背中を床にこすりつけるように軽く揺らしてみましょう。

また、うつぶせの状態からポーズを作る場合には、恥骨《ちこつ》や肋骨《ろっこつ》の下部を意識して、そこが床とくっついているのを感じます。立っているときは足の裏と床の接点を感じます。

「最初の姿勢」で意識すべきポイントを丁寧《ていねい》に意識して**感覚を整えると、ポーズの要《かなめ》となる腰の筋肉を緩めることができます。**腰が緩めば、腰とつながっている首や肩、背中も緊張から解放されます。

また、**ポーズを作るときに気をつけたいのは「がんばらないこと」、つまり筋肉を緊張させないようにしてポーズを作ることです。**汗をかいたり、力んだりしないように注意して、できるだけなめらかに体を動かしましょう。特に、背骨のまわりの筋肉を柔らかく動かすことがポイントになります。

背骨は、体を支える大小さまざまな筋肉や重要な神経とつながっているところですから、体の中でもとても大切な場所なのです。背骨がしっかり伸びていて、背骨のまわりの筋肉が緊張から解放されていれば、どんなポーズでも気持ちよく行うことができます。

ちなみに「背骨」といっても、一本の長い棒のようなものではありません。お尻から首の上まで、小さな骨がいくつもつながってできていますから、実際は「棒」というよりも「積み木」に近い感じでしょう。自分の体の奥に、きれいに積み重ねられた小さな骨のつながりをイメージしてスッと伸ばしてみましょう。

そしてヨガのポーズを作るときには、**肋骨を骨盤から引き離すように持ち上げましょう。そうすると腰が緩みやすくなって背骨が伸び、縦にスッと抜けるような快感が得られます。**この快感は、正しく動いたときにだけ現れる「ごほうび」のようなものです。あせらず、力まず、ごほうびがやってくるのを楽しみにポーズを作ってみましょう。

全身のつながりがよければ、動くことが楽しくなる

レッスンの中で「型《かた》」について話をすることがあります。茶道にも華道にも、剣道や柔道などの各種武道にも、基本となる型があります。

型をくり返し行っていると、動きのイメージが点から線、面、空間へと次第に広がっていきます。その過程で、思いがけない新しい動きや感覚を発見することがありますが、ただやみくもに型をくり返しているだけでは発見はしづらいでしょう。**子どものような好奇心と感受性を持って型に挑戦することで、成長や気づきのきっかけに出合う可能性は高くなります。**

現在、水野ヨガ学院のカリキュラムには2種類の連続ポーズが入っています。「太陽礼拝体操」と「月の礼拝体操」（**図 1-28**）です。ヨガの連続ポーズといえば太陽礼拝が有名ですが、月の礼拝も負けず劣《おと》らず素晴らしいものです。

月の礼拝体操は名前から受ける印象のとおり、太陽礼拝体操と比べるとゆったりしていて穏《おだ》やかな動きが多く含まれています。

もう一つの大きな特徴は、祈りのポーズが何度も繰り返されることです。祈りとは、目の前のものに感謝してそれを静かに受け入れる行為ですから、心をこめて祈りのポーズをしていると、次第にリラックスした穏やかな気分になっていくようです。

また月の礼拝体操では、心とあわせて、体も緩《ゆる》んで柔らかくなります。**複数のポーズを組み合わせて行うと、単独のポーズを行っているときとは明らかに違う感覚が得られます。**神経のつながりがよくなって、各ポーズの完成度が高まってきますし、「よりよい動き方」のヒントを得ることもあります。

たとえば私の経験ですと、以前は背中を反《そ》らせる動きでは、「全身のつながりをよくしたい」と考えていたので全身をまんべんなく意識していました。しかしあるとき、特に肘《ひじ》に意識を置くとスムーズに体が反れることがわかりました。反る動きでは肘を動きのきっかけにするとよいのだと発見したら、ただ反る動きをするだけでも、ものすごく楽しくなりました。

それから数回、月の礼拝体操をくり返していましたが、ふと気が向いたので、立った状態からどんどん後ろへ反ってアーチのポーズを作ろうとしたところ、何の抵抗感もなくあ

っさりとできてしまいました。

立位《りつい》の状態からアーチのポーズを作ることは、ここ 10 年ほどやっていませんでしたし、もう自分にはできないと思っていました。しかしそのときの私は気持ちよく背中を反らせていって、自然とアーチを作ることができたのです。驚きと興奮で「これなに」と声にならない声で叫んでいました。

このような経験を重ねていくうちに私は、心と体がつながる感覚や、全身がつながる感覚が思いがけない可能性と楽しさをもたらすことを実感しました。連続ポーズは奥が深いです。私は、太陽礼拝体操と月の礼拝体操を水野ヨガの「型」にしようかと考えているところです。

図1-28　月の礼拝体操

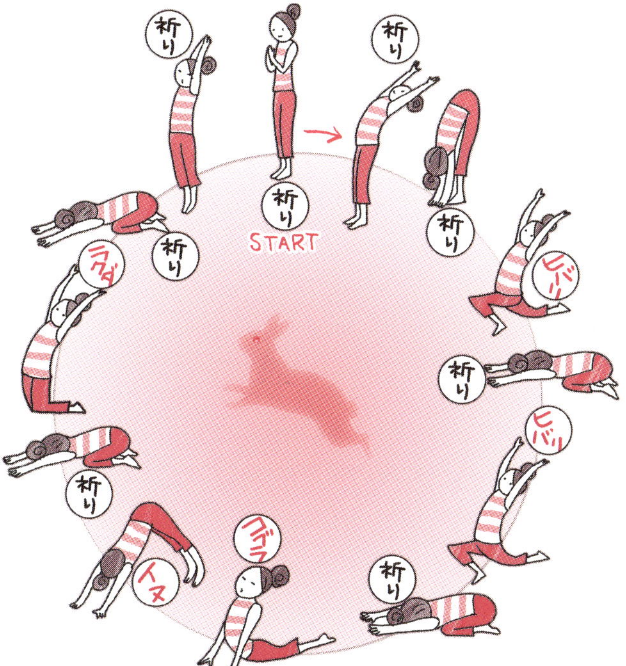

学院では、二つの連続ポーズは便宜上「体操」と呼んでいますが、ラジオ体操のように勢いをつけて動かないように、一つひとつのプロセスを味わうようにして動くことがポイントです。また連続ポーズでは、全身を使った大きな動きが続きますが、行う際には筋肉を緊張させないように、丁寧に動きます。

コラム 体のあちこちでニコッと笑ってみよう

ヨガのポーズを作るときやリラックスしたいとき、微笑むと無駄な力が抜けます。顔だけでなく、体のあちこちで笑いましょう。首も、肩も、胸も、背中も、お腹も、腰も、お尻も、足もです。上から順番にニコッ、ニコッと花を咲かせるように微笑んでいきましょう。

「肩や足で笑うなんて、できるわけがありません」と言われそうですが、試しにトライしてください。意外と簡単にできるはずです。

ヨガでポーズをしていて「この腰の痛みがどうしても気になる」とか「あともう少しだけ腕を伸ばしたい」と思うことがありますが、そんなときに、ぜひこの方法を試してください。前屈のポーズを例に挙げて説明します。

前屈のポーズでは、背中や腰、脚の裏側が特に緊張しますが、そんなときにはまず顔で微笑んでから、背中と腰、脚で微笑みます。次は顔で怒り、背中と腰、脚でも怒ります。そして再び笑います。笑いと怒りをセットでくり返していると、体のあちこちで笑うことが上手になってきますし、緊張と弛緩《しかん》のリズムが全身に響いて、自然と緩《ゆる》んでいきます（この方法は、熱めのお風呂と冷たいお風呂に交互に入って健康を促進する入浴法と似ているかもしれません）。

いったん気持ちのよい緩みを味わうと、硬く緊張していた部分は温まって柔らかくなるので、より楽にポーズが作れるはずです。

ちなみにこの方法は、仕事中にも実践できます。職種によってはニコニコできない場合もありますが、そんなときは胸や背中でこっそり笑って、緊張を和《やわ》らげましょう。表情はクールにすましていながら肩や背中はニコニコ笑っているというのも、なかなかユーモアがあって面白いと思います。

第2章

ヨガポーズをやってみよう！

この章では、ヨガのあらゆるポーズを作る上で基本となる12のポーズを紹介します。また、各ポーズを気持ちよく作るために必用な、準備運動的なプロセスもあわせて載せました。

プロセスを正しく積み重ねることの重要性は、世の中のあらゆる種類の仕事や料理、女性のメイクアップにも共通して言えるでしょう。現在のゼロ地点から目標に到達するためには、段取りを組んで進むことが大切なのです。

＊　＊　＊

ポーズを作る前には、以下の4点を確認してください。

①硬くて平らな床の上に、ヨガマットを敷《し》いて行います。足場が不安定ですべりやすいと、気持ちのよいポーズは作れません。

②ヨガのポーズはゆっくりと行っても刺激が強いので、気持ちが悪くなったら、そのつど休むようにします。

③ポーズを作るときの表情はできるだけ優しくして（特に目）、舌先は前歯の裏側につけてください。表情を整えると脳の緊張が緩《ゆる》み、全身の筋肉がリラックスします。

④目を閉じてポーズを行うと、首が緊張するなど全身のバランスが崩《くず》れやすくなるので、「くつろぎのポーズ」以外はすべて目を開けて行って下さい。

Body Map

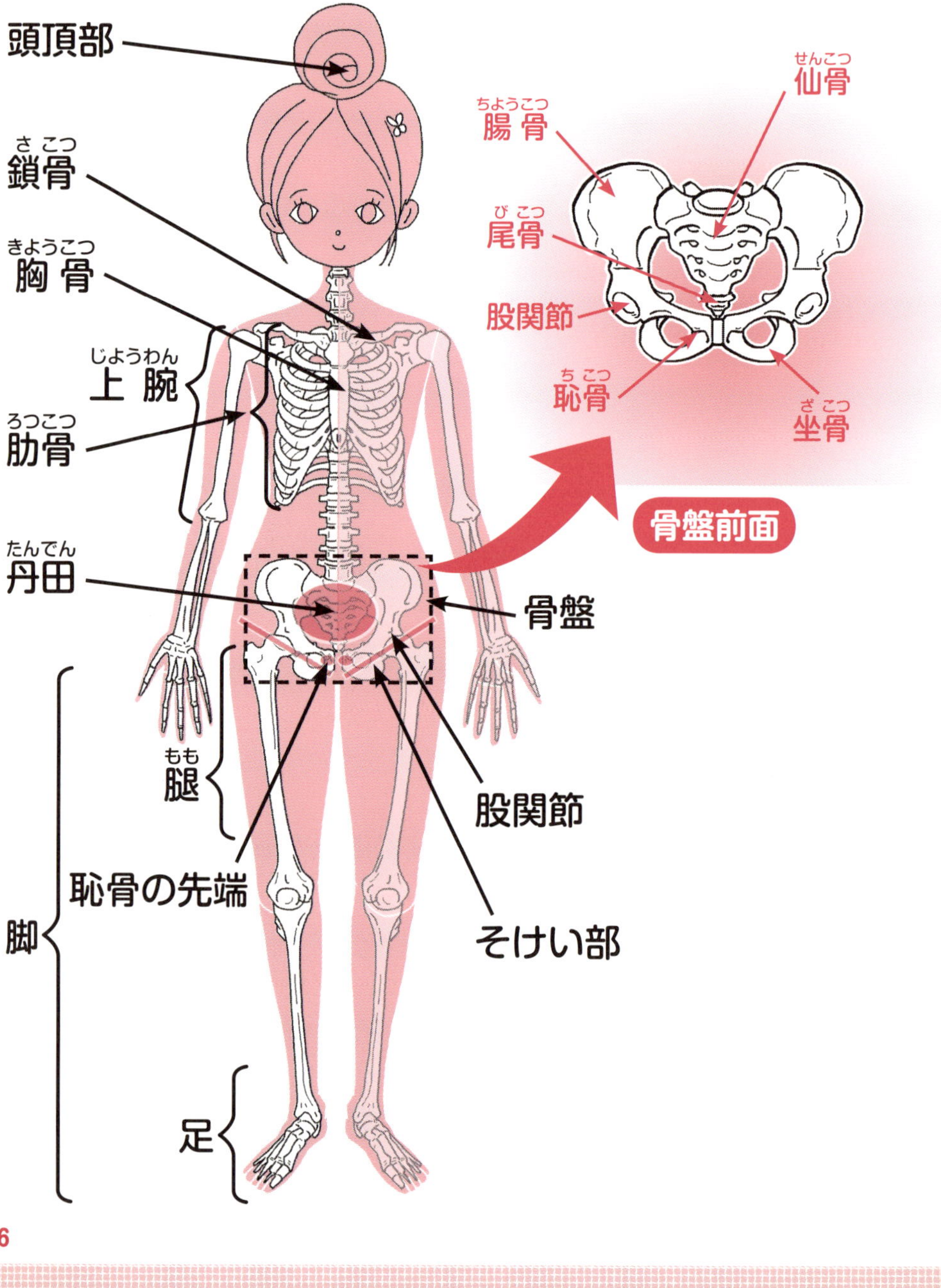
頭頂部
鎖骨《さこつ》
胸骨《きょうこつ》
上腕《じょうわん》
肋骨《ろつこつ》
丹田《たんでん》
腿《もも》
脚
恥骨の先端
足
骨盤
股関節
そけい部
腸骨《ちょうこつ》
仙骨《せんこつ》
尾骨《びこつ》
股関節
恥骨《ちこつ》
坐骨《ざこつ》
骨盤前面

このページで紹介しているのは、水野ヨガ学院のレッスンで頻繁《ひんぱん》に使われ、特に意識されている体の部位です。中には日常生活ではあまり聞き慣れないものも含まれていますので、部位の名前や位置を確認しながら各章（特に第２章）を読んで、理解の助けにしてください。

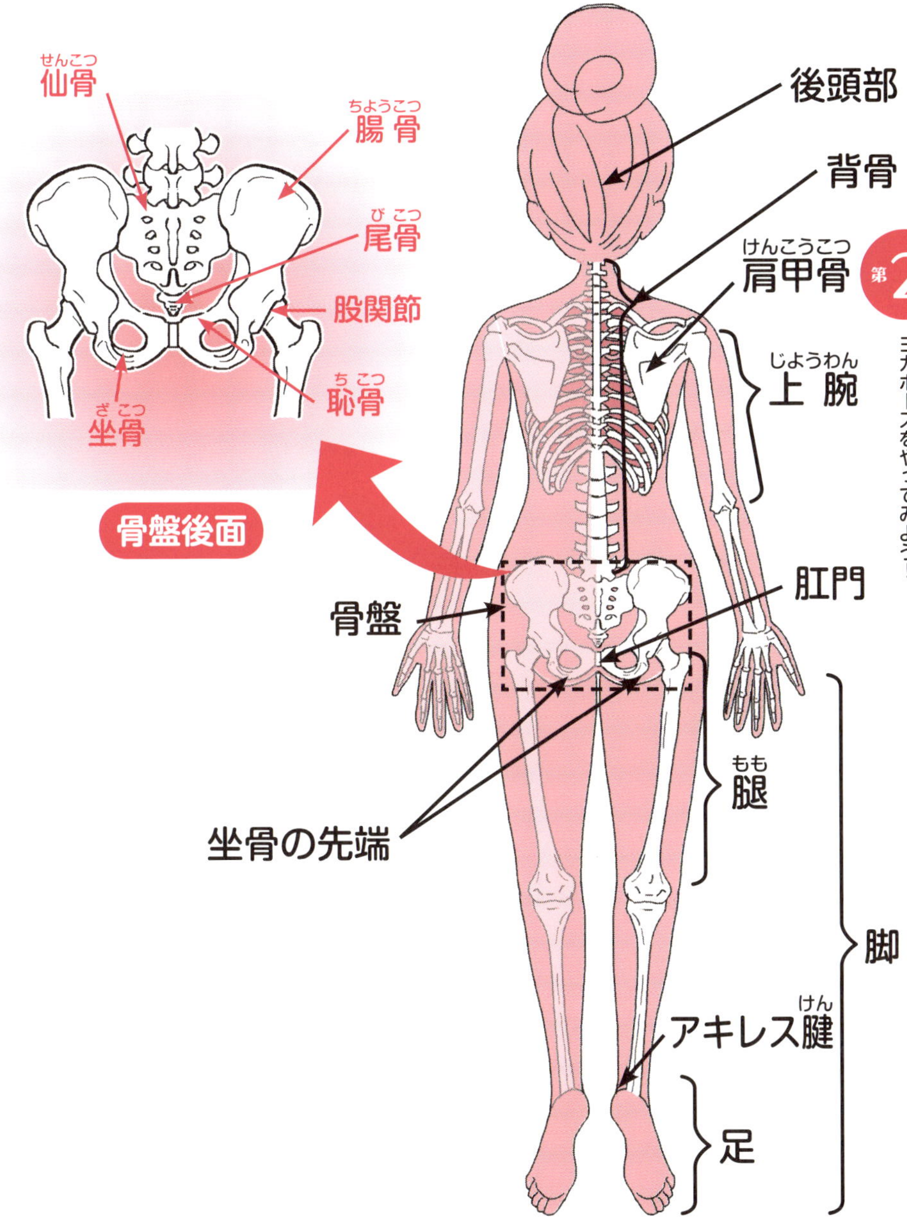

仙骨《せんこつ》
腸骨《ちょうこつ》
尾骨《びこつ》
股関節
恥骨《ちこつ》
坐骨《ざこつ》
骨盤後面
後頭部
背骨
肩甲骨《けんこうこつ》
上腕《じょうわん》
肛門
骨盤
腿《もも》
坐骨の先端
脚
アキレス腱《けん》
足

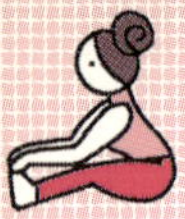

前屈のポーズ（パスチモッターナ アサナ）

0 ポーズの意味

体を動かすときに、最もよく使うのは背中の筋肉です。背中の筋肉が柔らかければ気持ちよく動くことができます。そこでこの本の前屈のポーズは、背中の緊張をとるために膝《ひざ》を曲げて行います。まずはこの姿勢で快感を味わい、背中が緩《ゆる》んできたら少しずつ膝を伸ばすようにしましょう。

1 ポーズを作りやすくする動き

1 肩と背中を緩める

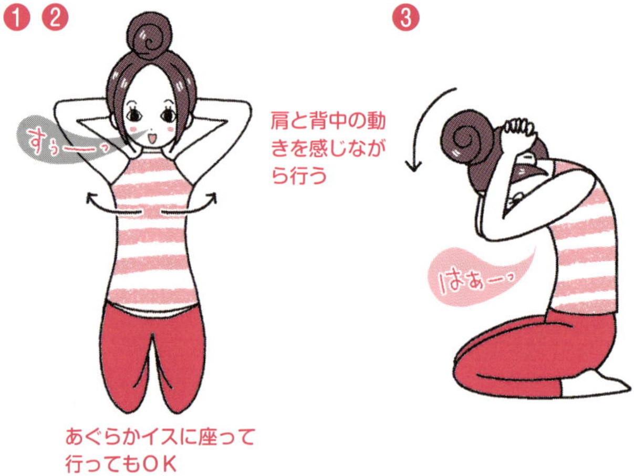
❶ ❷
❸
すぅーっ
肩と背中の動きを感じながら行う
はぁーっ
あぐらかイスに座って行ってもOK

❶正座して、頭の後ろで指を組む

❷吸う息で肘を開き胸も広げる

❸吐く息で両肘を引き寄せる

❹これを３回行う

2 背中と腰を緩める

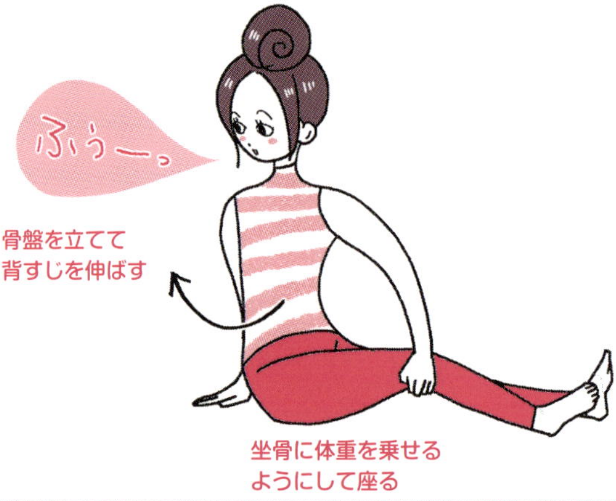
ふぅーっ
骨盤を立てて背すじを伸ばす
坐骨に体重を乗せるようにして座る

❶脚を伸ばして座る（膝は少し曲げてもよい）

❷右手を右後ろの床につき、左手は右脚の外側に当てる

❸吸う息で背すじを伸ばし吐く息で体を右ねじって保つ（２呼吸）

❹反対側も同様に行う

3 骨盤を前に倒す 1

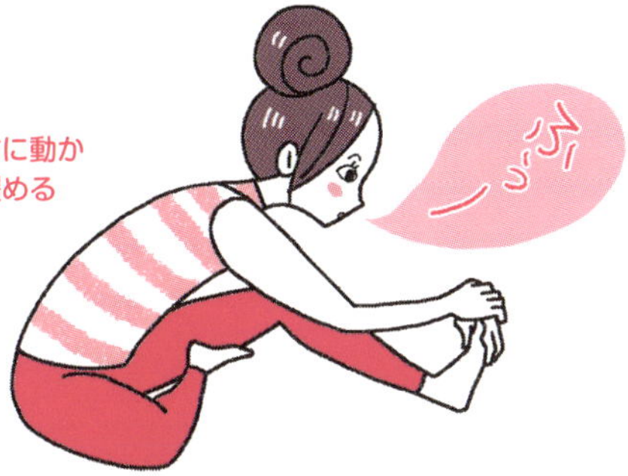

肘を軽く左右に動かして背中を緩める

上体を倒そうとあせって、猫背になったり頭を下げすぎないよう注意する

❶右脚を内側に曲げ、左脚は膝を軽く立てて前に出す

❷両手で左足をつかみ、吐く息で尻を後ろに引いて、骨盤を前に倒す

❸吐く息ごとに両肘の重みを感じる（3 呼吸）

❹反対側も同様に行う

4 骨盤を前に倒す 2

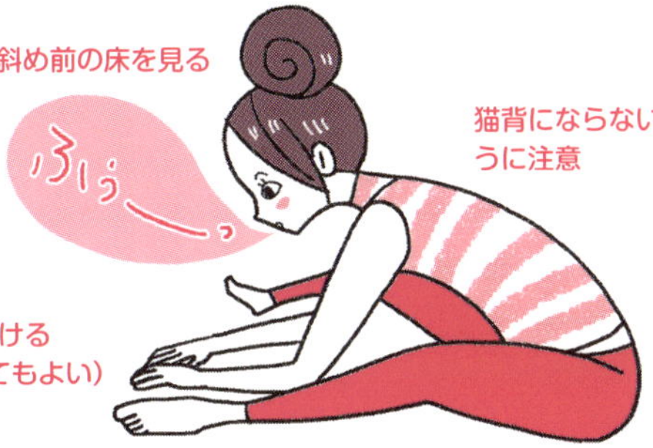

目は斜め前の床を見る

猫背にならないように注意

手は床につける（肘をついてもよい）

坐骨と床の接点を意識して座る

❶両足を開いて座り軽く膝を立てる

❷吐く息で尻を後ろに引いて、骨盤を前に倒す

❸吸う息で体が持ち上がり、吐く息で体が沈むのを感じる（3 呼吸）

2 ポーズを作る動き

1 首と腰のつながりを感じる

❶❷ ❸

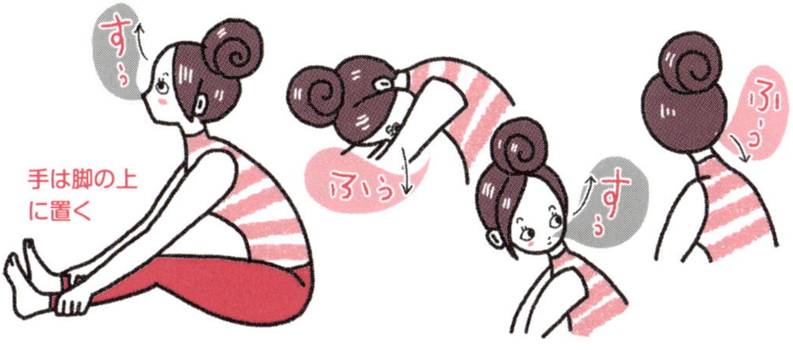

手は脚の上に置く

骨盤が少しずつ緩んで、前へ倒れていくのを感じる

❶膝を立てて座り、両足を軽く開く

❷首と腰のつながりを感じながら、吸う息で上、吐く息で下を見る（3 回ずつ）

❸首と腰のつながりを感じながら、同じように左右を見る（3 回ずつ）

2 背中を伸ばす

①②

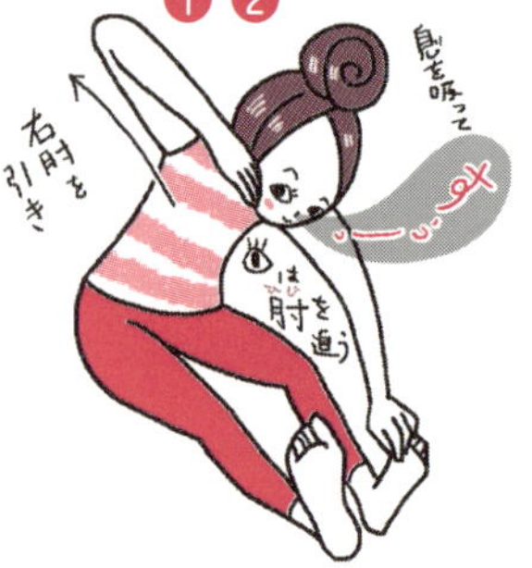

右肘を引き、
息を吸って
すーっ
は肘《ひじ》を追う

③

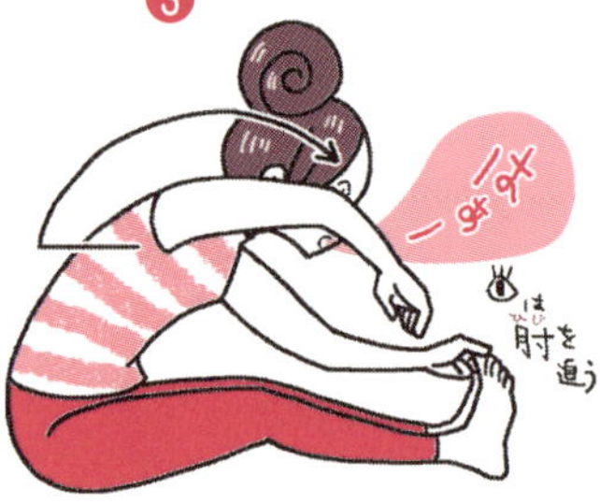

はぁー
は肘《ひじ》を追う

クロールで泳ぐように肘を使って、肘〜肩〜背中のつながりを感じる

❶両足を軽く開き、膝を立てて座る

❷吸う息で右肘を後ろに引く（目は肘の動きを追う）

❸目は肘を見続け、吐く息で右腕を前に伸ばす

❹❷❸を５回行う

❺反対側も同様に行う

3 完成ポーズを作る

①②

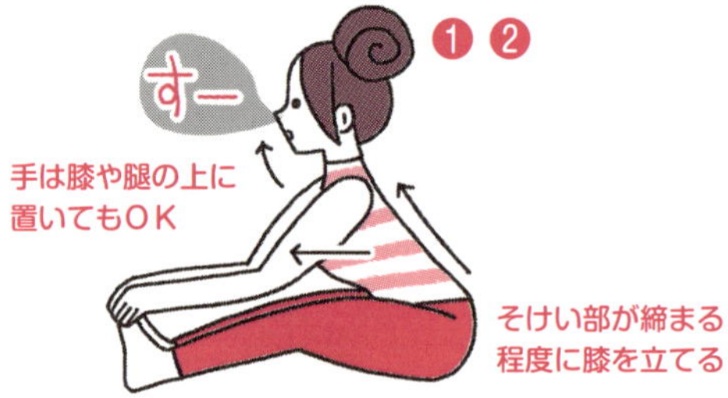

すー
手は膝や腿の上に置いてもＯＫ
そけい部が締まる程度に膝を立てる

③

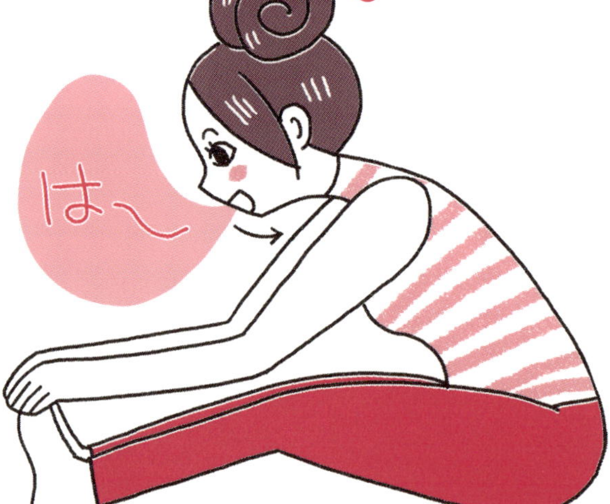

は〜

坐骨と床の接点を常に意識する

❶膝を少し立てて座り、両手を足の上に置く

❷吸う息で頭を上げて、胸を出して骨盤を前に倒す

❸吐く息であごを引いてうなじを伸ばし、リラックスする（３呼吸）

❹❷❸を３回行う

❺吸う息でゆっくり上体を起こして休む

4 アレンジ〜道具を使ってやりやすく

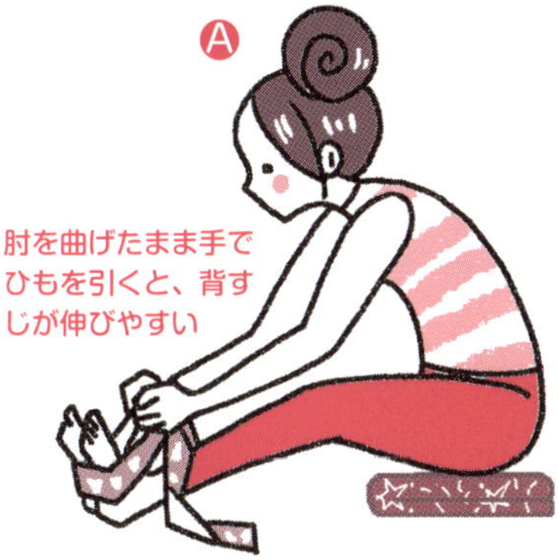
A
肘を曲げたまま手で
ひもを引くと、背す
じが伸びやすい

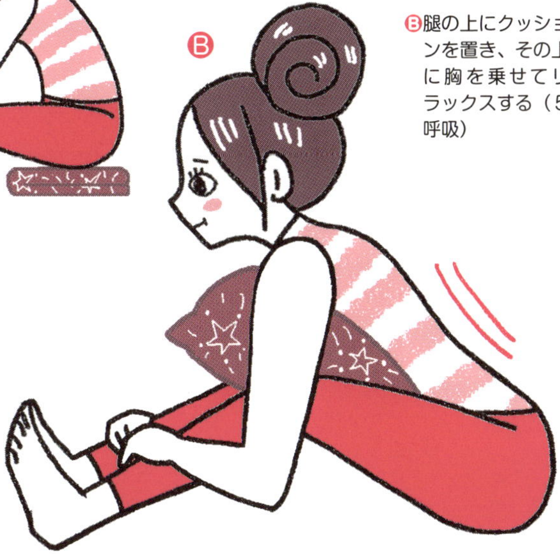
B

Ⓐ坐骨の下にクッションを敷き、足にひもをかけて両手で引いて保つ（5呼吸）

Ⓑ腿の上にクッションを置き、その上に胸を乗せてリラックスする（5呼吸）

3 ポーズができないとき

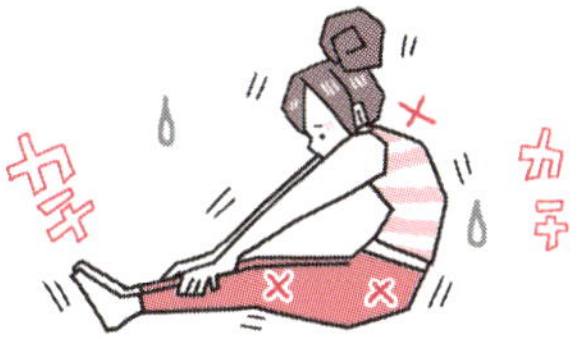
カチ

- 腰が後ろに倒れている
- 背中を丸くして頭を下げている
- 膝を強く伸ばしている

※ できない理由　無理に膝《ひざ》を伸ばすと骨盤が後ろに倒れ、背中が緊張します。また、頭を下げていると頭の重さを支えるために首や背中が緊張して、動きが悪くなります。

！ できるようになるために　全身が固まって動きにくいとき、首や肩、胸、肘《ひじ》を軽く小さく動かすと、背骨や骨盤は動かしやすくなります。骨盤を後傾させたり猫背になると、筋肉が緊張するので痛みは鈍くなりますが、それでは前屈はできません。

思い切って、胸を広げて背すじを伸ばしましょう。筋肉が緩《ゆる》んで伸びる一方で痛みが強くなりますが、痛さを受け入れ、骨盤が気持ちよく前へ倒れるのを待ちましょう。

コブラのポーズ（ブジャンガ アサナ）

0 ポーズの意味

このポーズはその名のとおり、長い首をスッと伸ばしたコブラのイメージで行いましょう。背中を反《そ》らせることばかり意識すると腰を痛めるので、下半身をしっかり締《し》めて、上半身を気持ちよく伸ばすように意識します。丹田《たんでん》が強くなり胸が開き、首も伸びて姿勢が美しくなるポーズです。

1 ポーズを作りやすくする動き

1 背中を緩める

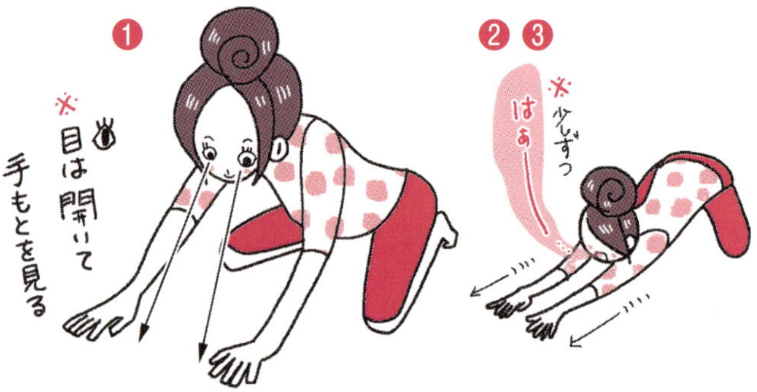

①
※目は開いて手もとを見る
②③
はぁ―
※少しずつ

❶正座して膝を開き、手を床について上体を前に倒す

❷息を吐きながら少しずつ手を前へ伸ばす

❸❷の状態を保ちながら、背中の筋肉を感じる（3 呼吸）

2 腰を緩める

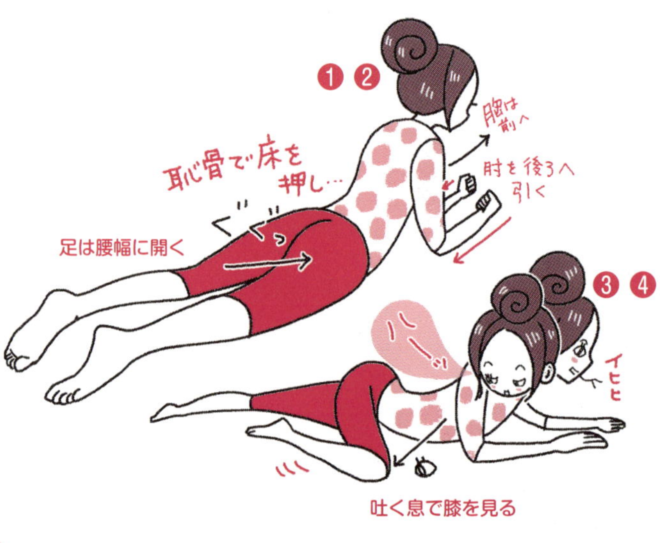

①②
胸は前へ
肘を後ろへ引く
恥骨で床を押し…
足は腰幅に開く
③④
イヒヒ
吐く息で膝を見る

❶うつぶせから肘で体を支える

❷恥骨で床を押しながら、肘を後ろへ引いて胸を前に出す

❸吐く息で右膝を右脇へ引き寄せて、目は膝を見る

❹吸う息で膝を戻し、顔を前へ向ける

❺❸❹を 5 回行う

❻反対側も同様に行う

3 腰を強化する（バッタのポーズ）

※心臓の弱い人は3を飛ばして②へ進む

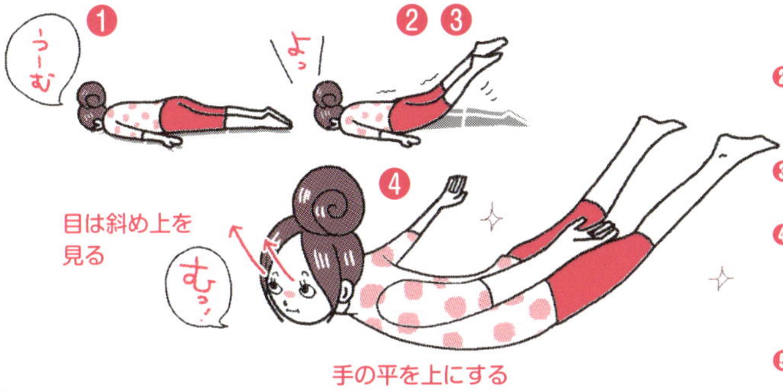

①
うーむ
②③
よっ
④
目は斜め上を見る
むっ!
手の平を上にする

❶うつぶせになり、額を床につける

❷肛門と喉を締め、息を止めて脚を上げる

❸吐く息で脚を下ろす

❹次の吐く息で上体と脚を上げ、腕も浮かせて保つ（2呼吸）

❺吐く息で❶に戻る

② ポーズを作る動き

1 背骨を整える（伸びネコのポーズ）

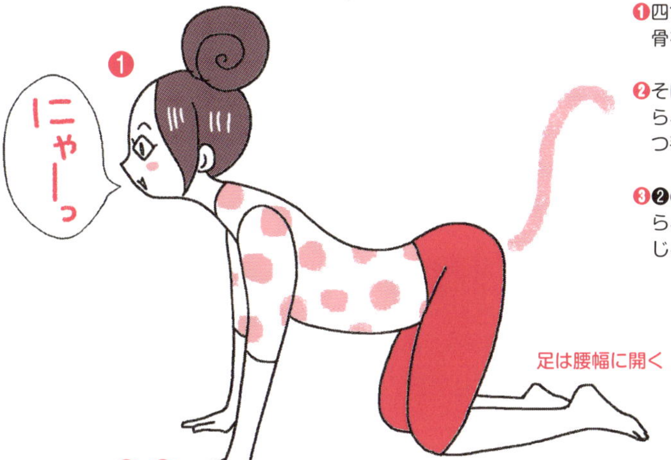

①
にゃーっ
足は腰幅に開く

❶四つんばいになり背骨を脱力して垂らす

❷そけい部を締めながら、吐く息で少しずつ手を前に伸ばす

❸❷の状態を保ちながら、背中の伸びを感じる（5呼吸）

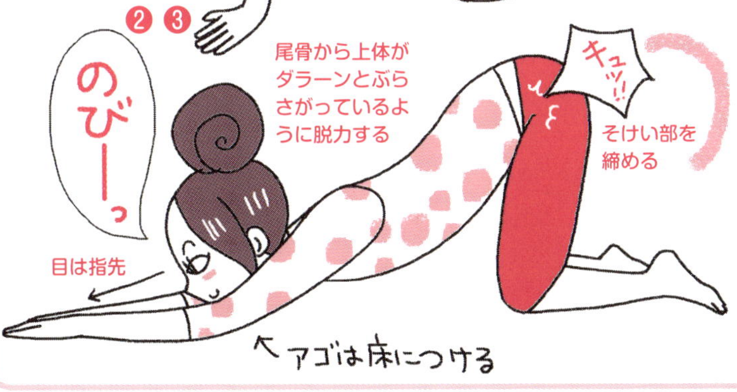

②③
のびーっ
尾骨から上体がダラーンとぶらさがっているように脱力する
キュッ!!
そけい部を締める
目は指先
アゴは床につける

2 背骨を伸ばす

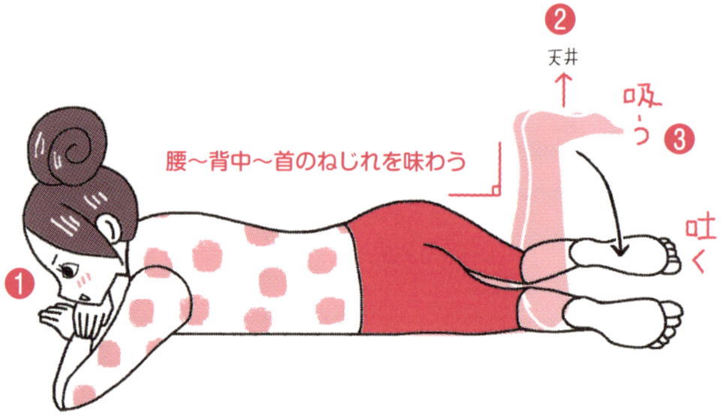
2
天井
吸う
3
腰〜背中〜首のねじれを味わう
吐く
1

❶うつぶせになり、両手を重ねてあごの下に置く

❷膝を曲げて足の裏を上に向ける

❸吐く息で両足を左へ倒す

❹吸う息で両足を元に戻し、吐く息で右へ倒す

❺❸❹を 3 回行う

3 体の前面を伸ばす（弓のポーズ）

※3ができない人は飛ばして4に進む

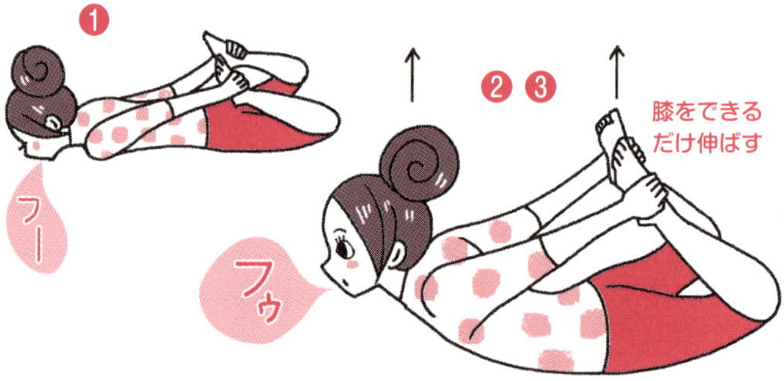
1
フー
2 3
膝をできるだけ伸ばす
フゥ

❶うつぶせになり両膝を曲げて、吐く息で足首を持つ

❷腹で床を押しながら、吐く息で膝と頭を上げる

❸呼吸による体の膨らみとしぼみを感じる（2 呼吸）

❹吐く息でゆっくりうつぶせに戻る

4 腰を緩める

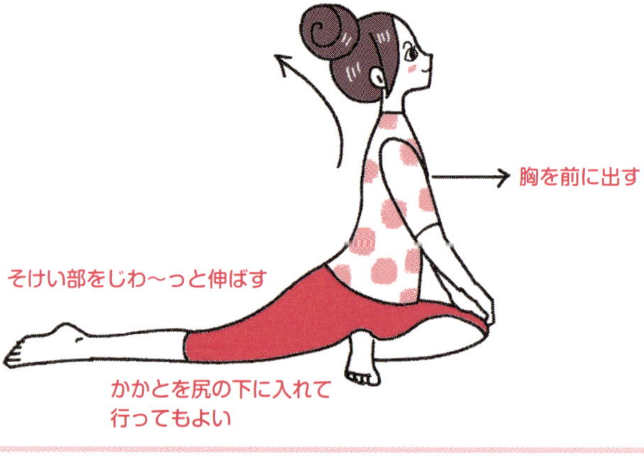
胸を前に出す
そけい部をじわ〜っと伸ばす
かかとを尻の下に入れて
行ってもよい

❶左膝を曲げ、右脚を後ろに伸ばして座る

❷両手を左腿の上に置いて肘を伸ばす

❸腰の伸びを感じる（4 呼吸）

❹反対側も同様に行う

5 完成ポーズを作る

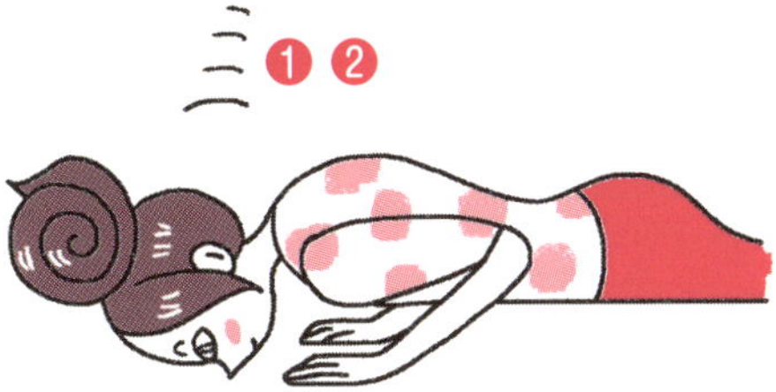
❶❷

❶うつぶせになり、脚を揃えて手を胸の横につく

❷吸う息で、背中の力を使って上体を少し起こす

❸脇を締め、吐く息で手で床を押してさらに上体を起こす

❹肘は伸ばしきらずに胸を前へ出し（3呼吸）、吐く息でゆっくり❶の状態に戻る

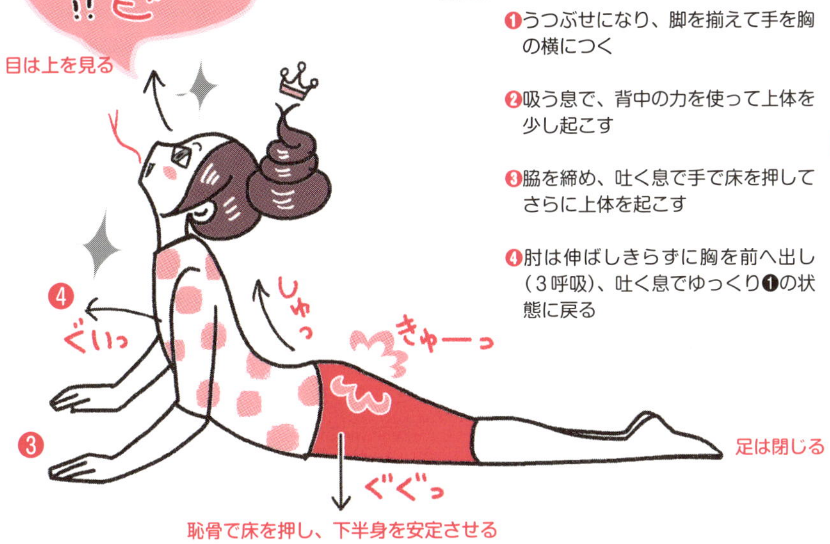
私は女王ヘビよ!!
目は上を見る
❹
ぐいっ
しゅっ
きゅーっ
❸
足は閉じる
ぐぐっ
恥骨で床を押し、下半身を安定させる

3 ポーズができないとき

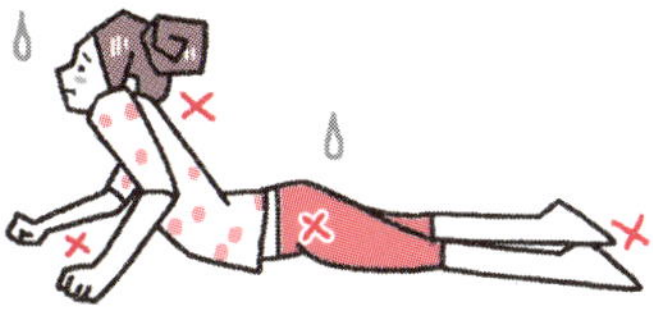

- 肩が上がって首が縮んでいる
- 肘の力が抜けて外に開いている
- 足の幅が開きすぎている
- 恥骨が床から離れている

※ できない理由　肩が上がったり肘《ひじ》が外に開くと、首の筋肉が縮んで全身の動きが悪くなります。足が開きすぎたときは、肛門が締《し》まらず丹田《たんでん》の力が抜けます。また上体を無理に持ち上げると、恥骨《ちこつ》が床から離れて腰が痛くなります。

！ できるようになるために　恥骨で床を押して、背すじを伸ばします。肩を下げて胸を前に出し、首が伸びるのを感じましょう。肘は曲げていても大丈夫です。

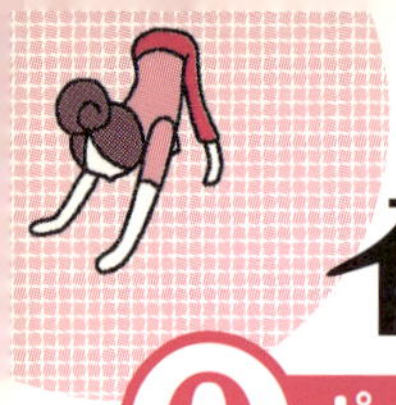

イヌのポーズ（アドー ムカ シュワーナ アサナ）

0 ポーズの意味

このポーズは、正しく行うと背中を緩《ゆる》めることができるので、ほかのポーズを作るときに準備運動的に取り入れています。背中を緩めれば足腰の動きがよくなりますし、上半身の無駄な力が抜けて、上《じょう》虚《きよ》下《か》実《じつ》（P.33）の状態を作りやすくなります。ある意味ですべてのポーズの基本ともいえるでしょう。

1 ポーズを作りやすくする動き

1 肩を緩める1

❶

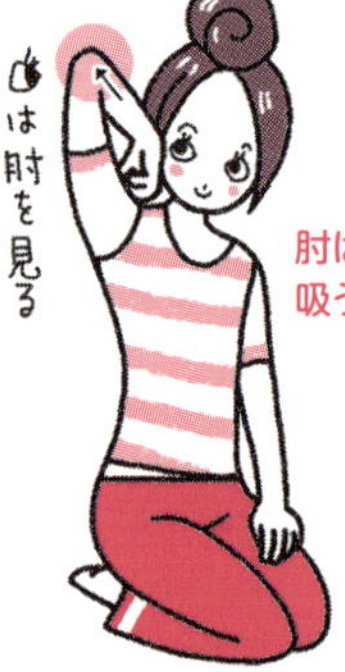

肘は吐く息で下げ、吸う息で上げる

❷

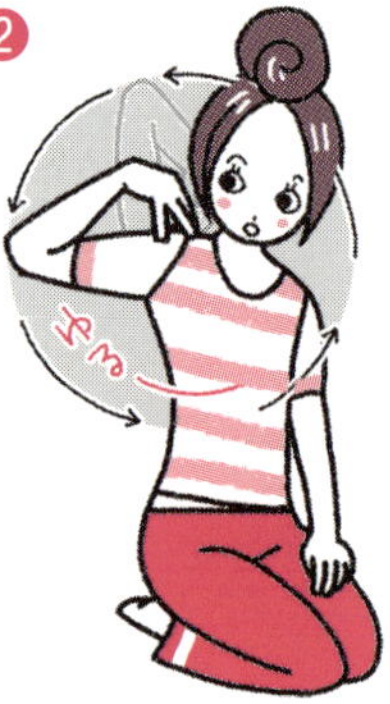

❶正座になり右手を肩に乗せ、右肘を上げる

❷吐く息で右肘を後ろから下げて、吸う息で前を通って上げて回す（2回）

❸❷の逆回しを行う（2回）

❹左手も同様に行う

肩や首が痛くなるような強引な動き方をしないこと

2 肩を緩める2

❶

目は手の方を見る

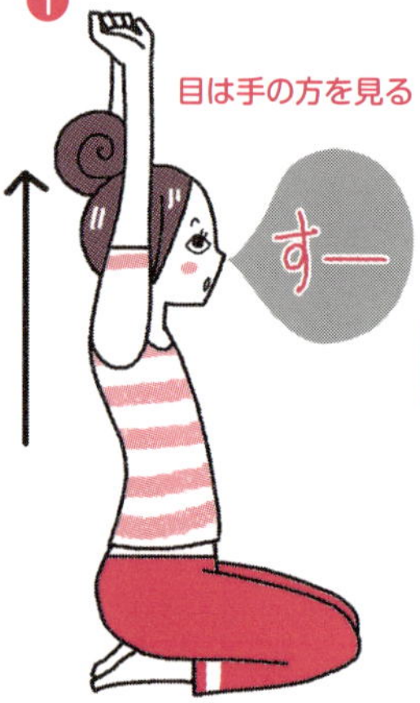

❷

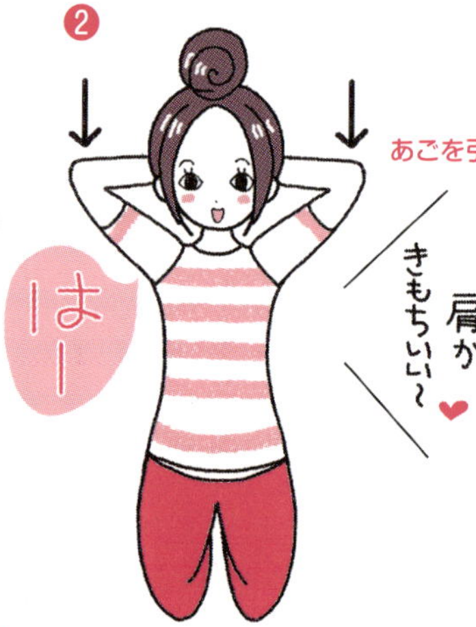

あごを引く

❶正座して頭の後ろで指を組み、吸う息で手を上げる

❷吐く息で手を頭の後ろへ下ろす

❸深い呼吸を意識しながら、❶❷を5回行う

「軽くて楽な動き」を心がける

3 背中を柔らかくする

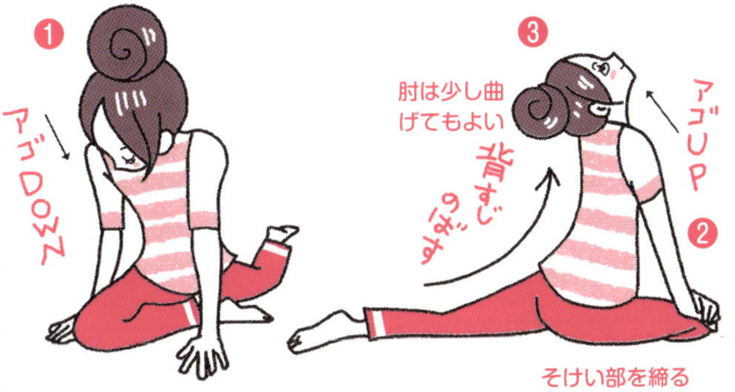
1
アゴDOWN
3
肘は少し曲げてもよい
背すじのばす
アゴUP
2
そけい部を締る

❶右膝を曲げ、左脚を後ろに伸ばして座る

❷両手を右腿の上に置き、肘を伸ばす

❸あごを上げて背すじを伸ばす（３呼吸）

❹反対側も同様に行う

2 ポーズを作る動き

1 膝の裏を伸ばす

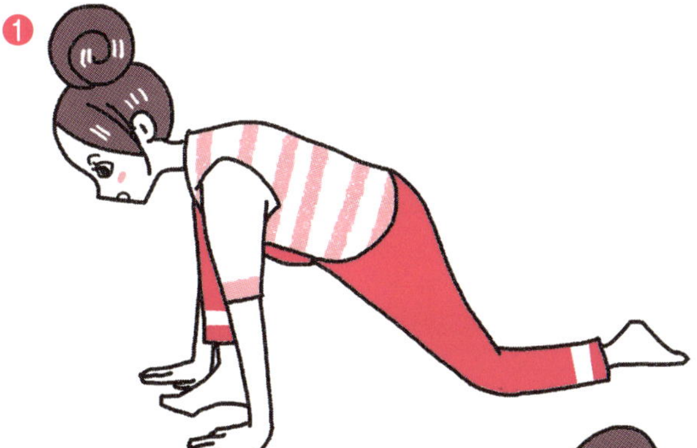
1

❶四つんばいになり、両手の間に右足を出す

❷吐く息で尻を後ろに引いて右膝の裏を伸ばし、吸う息で❶に戻る

❸❶❷を２回行う

❹反対側も同様に行う

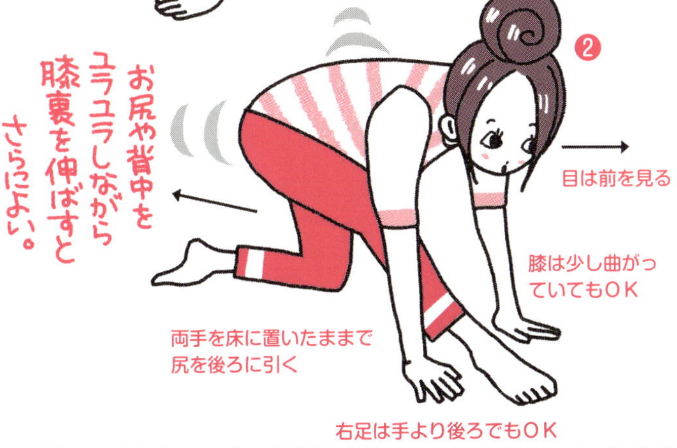
2
お尻や背中を
ユラユラしながら
膝裏を伸ばすと
さらによい。
目は前を見る
膝は少し曲がっていてもＯＫ
両手を床に置いたままで尻を後ろに引く
右足は手より後ろでもＯＫ

2 そけい部を締める

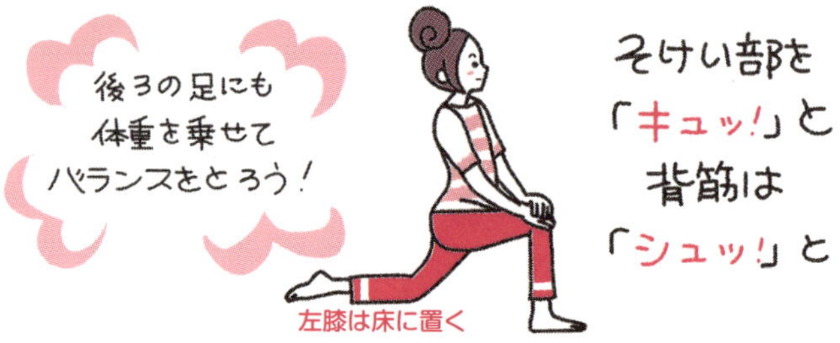
後ろの足にも
体重を乗せて
バランスをとろう！
そけい部を
「キュッ!」と
背筋は
「シュッ!」と
左膝は床に置く

❶前ページ②1❶の姿勢になる

❷両手を右膝に置き、吐く息で肘を伸ばす

❸次の吐く息で右膝を前に押し出して、顔を上げる（2呼吸）

❹反対側も同様に行う

3 背中を伸ばす

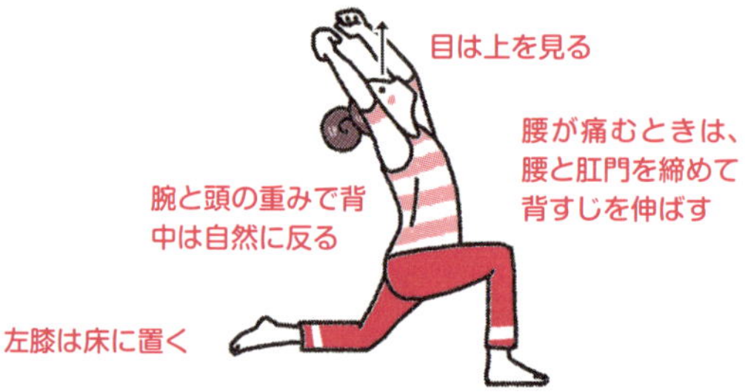
目は上を見る
腰が痛むときは、
腰と肛門を締めて
背すじを伸ばす
腕と頭の重みで背
中は自然に反る
左膝は床に置く

❶2❸の状態から、吸う息で両手を下→前→上へと振り上げる

❷吐く息で手を上→後ろへ下げ、右膝を前へ出す（2呼吸）

❸反対側も同様に行う

4 体の側面を伸ばす

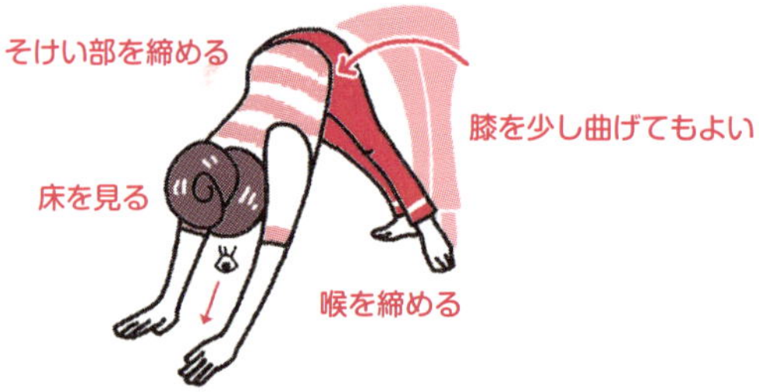
そけい部を締める
膝を少し曲げてもよい
床を見る
喉を締める

❶四つんばいから、吐く息で両足で床を押して尻を上げる

❷次の吐く息で、尻を右へゆっくり倒して左の側面を伸ばす

❸吸う息で戻り、反対側も同様に行う

❹❷❸を2回行う

5 膝裏を伸ばす

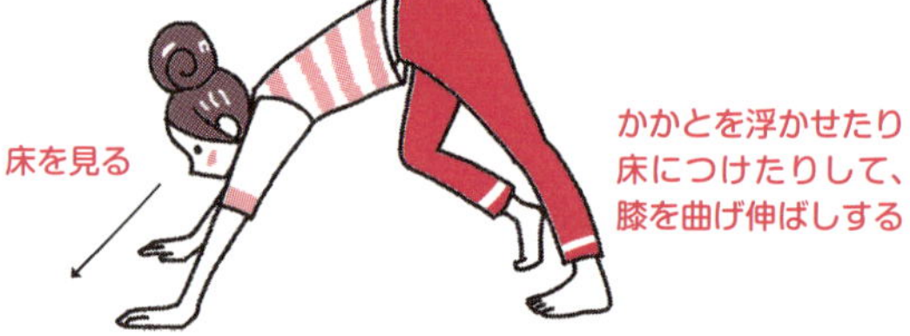
床を見る
かかとを浮かせたり
床につけたりして、
膝を曲げ伸ばしする

「軽く楽な動き」を意識して膝の曲げ伸ばしを行う

❶4❶の状態から、右膝の曲げ伸ばしを2回行う

❷左膝も同様に行う

❸吐く息で両方の膝を伸ばす

6 完成ポーズを作る

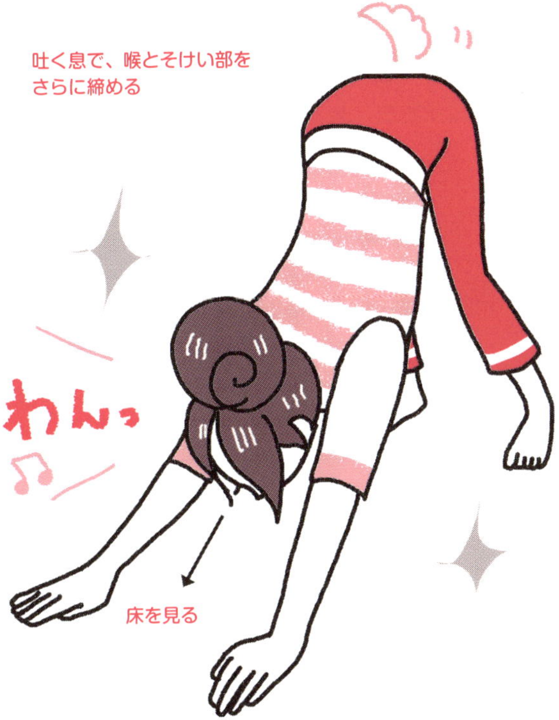
吐く息で、喉とそけい部を
さらに締める
わんっ
床を見る
膝は少し曲がっ
ていてもよい

❶❺❸の状態を保ち、吐く息ごとに頭が下がるのを感じる

❷吸う息で上体が持ち上がるのを感じる

❸❶❷を3呼吸行う

❹吐く息で膝を床に下ろし、頭も床につけて休む

3 ポーズができないとき

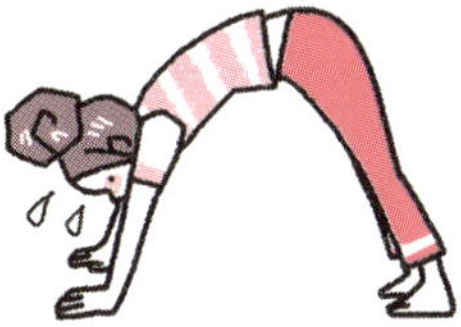

- そけい部が緩んでいる
- 首が緊張して縮んでいる
- 肩に力が入っている

※ できない理由 そけい部が締《し》まらないのは、股関節《こかんせつ》をうまく使えていないからです。股関節に必要以上に力を入れて、筋肉を固めているからでしょう。筋肉を固めた状態で体を支えてはいけません。

! できるようになるために 骨で体を支えているイメージを描きましょう。余計な筋肉の緊張がとれて、骨や関節が動き始めます。イヌのポーズでは、股関節の動きが特に大切です。股関節が動くことでそけい部が締まり、背中や肩が緩《ゆる》み、膝《ひざ》の裏が気持ちよく伸びるのです。

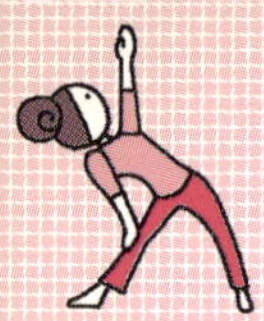

三角のポーズ（ウッティタ トゥリコーナ アサナ）

0 ポーズの意味

立ちポーズの基本です。体の土台である脚や股《こ》関節《かんせつ》を整えて、姿勢を正すのに役立ちます。下半身は、木の根が土をしっかりつかんでいるような、どっしりと安定したイメージで立ちます。上半身は、枝葉のように上へ横へと広がって、しなやかに揺れ動くようなイメージで作りましょう。

1 ポーズを作りやすくする動き

1 体の側面を伸ばす（稲穂のポーズ）

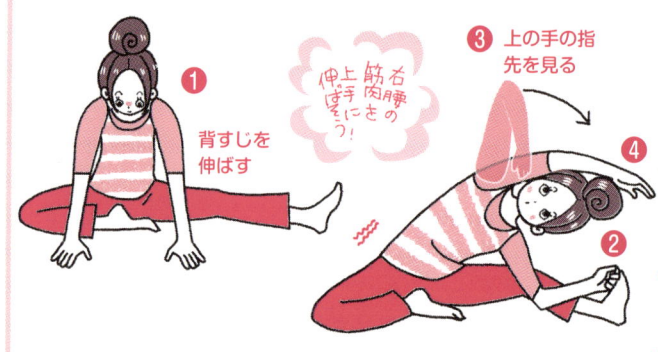

①
背すじを伸ばす
右腰の筋肉を上手に伸ばそう！
③ 上の手の指先を見る
④
②

❶足を大きく開いて座り、右膝を曲げる

❷左手で左足指をつかみ、吐く息で左足指を引き寄せて上体を左へ倒す

❸右手を肩に置き、右肘を高く上げて右脇腹を伸ばす

❹吐く息で右手を左へ伸ばし保つ（4 呼吸）

❺反対側も同様に行う

2 背すじを伸ばす

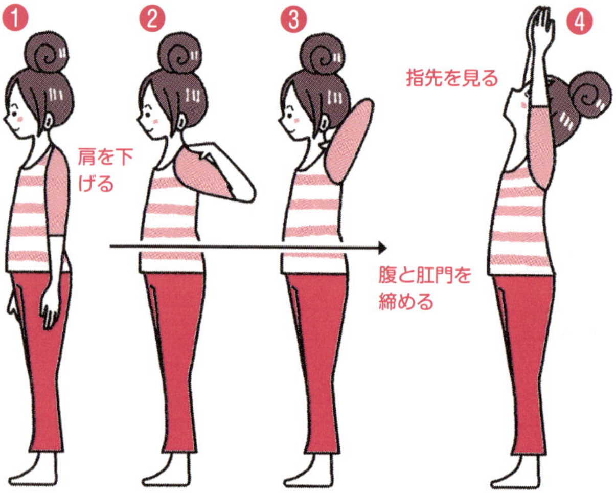

①
②
③
④
肩を下げる
指先を見る
腹と肛門を締める

❶足を揃えて立つ

❷吸う息で両手を肩の上に置く

❸吐く息で肘を上に向ける

❹頭の上で合掌し、親指同士を重ねてクロスし、吸う息で上に伸びる

❺❹を 3 呼吸間保ち、吐く息で腕をゆっくり下ろす

3 脚を強化する

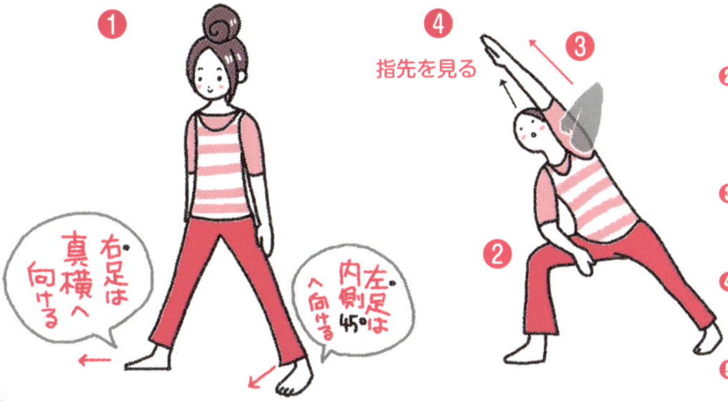
❶
右足は真横へ向ける
左足は内側45°へ向ける
❹
指先を見る
❸
❷

❶足を1m程度開いて立つ

❷吐く息で右膝を曲げ、右肘を腿に乗せて体を支える

❸左手を肩に置いて肘を上に向ける

❹吐く息で左手を右上へ伸ばす

❺反対側も同様に行う

2 ポーズを作る動き

1 上半身を整える

❶足を1m程度開き、足先を正面に向けて立つ

❷両手をそけい部に当てて背すじを伸ばし、吐く息で上体を前に倒す

❸左手を床について上体を右へねじる

❹吐く息で右手を上げて、全身でバランスをとる（2呼吸）

❺吐く息で右手を下ろし、吸う息でゆっくり❶に戻る

❻反対側も同様に行う

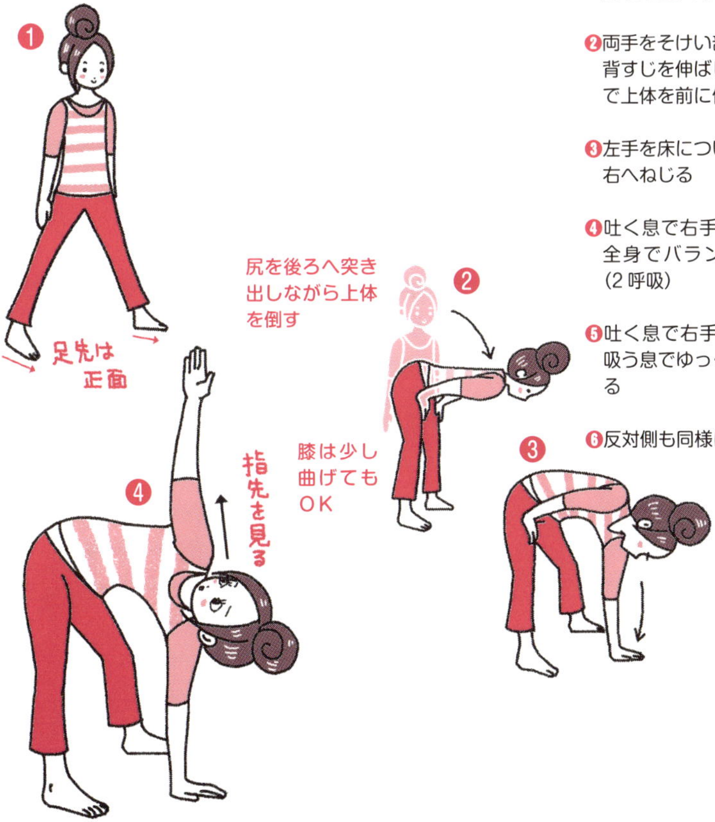
❶
足先は正面
尻を後ろへ突き出しながら上体を倒す
❷
膝は少し曲げてもOK
❸
❹
指先を見る

2 丹田を強化する（英雄のポーズＩ）

※体力的にきついと感じる人は2を飛ばして3へ進む

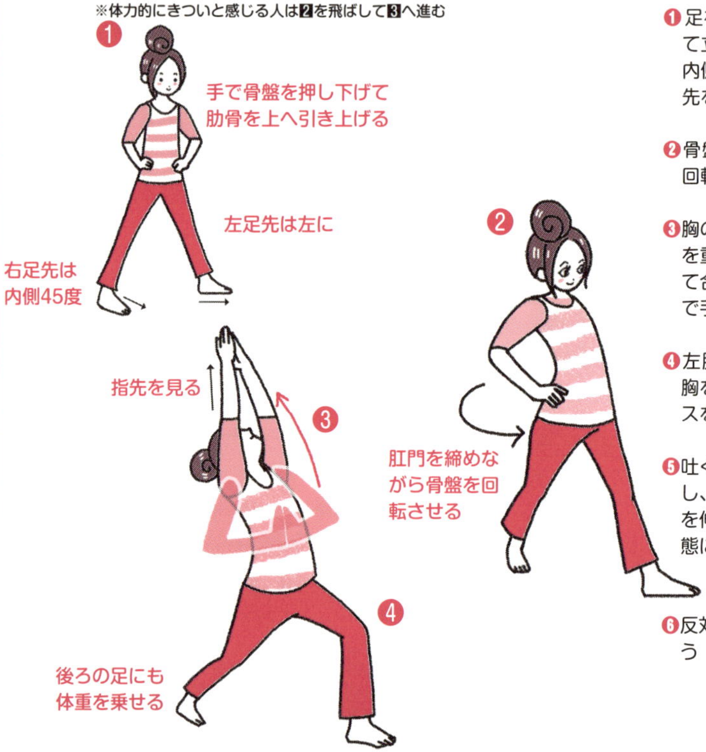

1
手で骨盤を押し下げて
肋骨を上へ引き上げる
左足先は左に
右足先は
内側45度
2
肛門を締めな
がら骨盤を回
転させる
指先を見る
3
4
後ろの足にも
体重を乗せる

❶足を 1m程度開いて立ち、右足先を内側 45 度、左足先を左に向ける

❷骨盤を左へ 90 度回転させる

❸胸の前で親指同士を重ねてクロスして合掌し、吸う息で手を上に上げる

❹左膝を深く曲げ、胸を開いてバランスを保つ（２呼吸）

❺吐く息で手を下ろし、吸う息で左膝を伸ばして❶の状態に戻る

❻反対側も同様に行う

3 下半身を整える

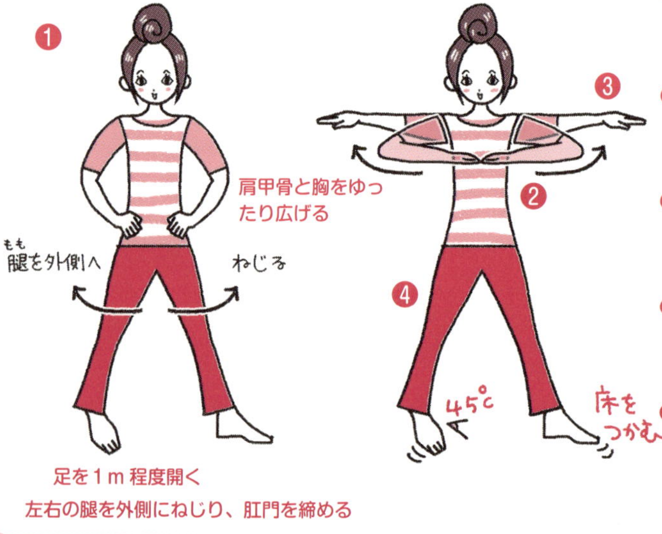

1
肩甲骨と胸をゆったり広げる
腿《もも》を外側へ
ねじる
3
2
4
45°c
床をつかむ
足を１ｍ 程度開く
左右の腿を外側にねじり、肛門を締める

❶2❶の状態から、左右の腿を外側にねじる

❷胸の前で指先を向かい合わせ、手のひらを下に向ける

❸吐く息で、左右の手を交互に見ながら横に広げる

❹下半身の安定を感じながら２呼吸保つ

❺足先の向きを反対にして同様に行う

4 完成ポーズを作る

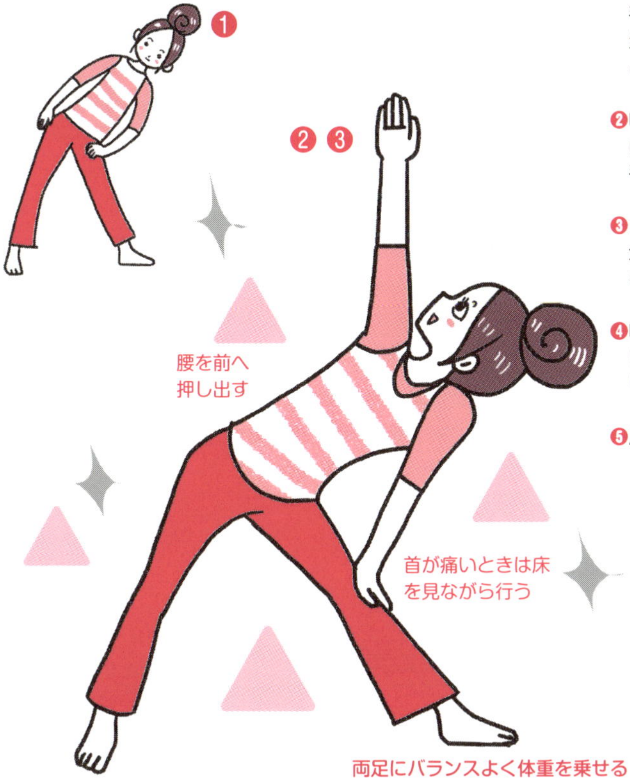
❶
❷ ❸
腰を前へ押し出す
首が痛いときは床を見ながら行う
両足にバランスよく体重を乗せる

❶3❶の状態から、左手を左脚のつけ根に当て、吐く息で骨盤と上体を左へ倒す

❷吸う息で背すじを伸ばして、吐く息で右手を上げる

❸左手を左膝に当て、全身でバランスをとる（3呼吸）

❹吐く息で右手を下ろし、吸う息でゆっくり上体を起こす

❺反対側も同様に行う

3 ポーズができないとき

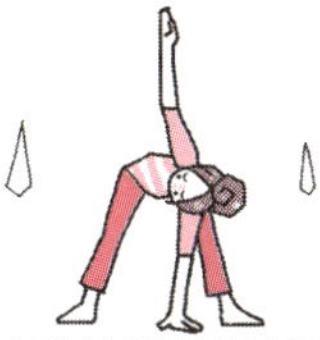

- 上半身が斜め前に倒れてしまう
- 首や腰、膝などが痛くなる

※ できない理由　上半身を倒そうとして気持ちがあせると、動きが強引になり、体のあちこちに無駄な痛みが出てきます。また、下半身をきちんと整えないと、上半身に力が入って、全身のバランスがとれなくなります。

！ できるようになるために　骨をうまく使うように意識すると、筋肉の緊張が和らぎます。そしてポーズを作るプロセスを丁寧に追えば、下半身が安定して全身の動きがよくなります。背すじやうなじを伸ばすことも、上半身のリラックスのためには有効です。

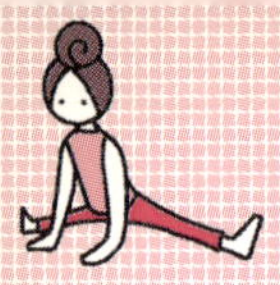

開脚前屈のポーズ（ウパビシュタ コーナ アサナ）

0 ポーズの意味

ふだんから猫背がちの人は、骨盤が後傾するクセがついているので、安定した開脚前屈ができません。しかしこのポーズは、練習を重ねれば腰や背中が緩《ゆる》み、足さばきも楽になるので確実に姿勢美人に変身できます。婦人科系や男性の泌《ひ》尿《にょう》器《き》科系にも効果的です。ぜひ毎日行いましょう。

1 ポーズを作りやすくする動き

1 首と肩を緩める（伸びネコのポーズ）

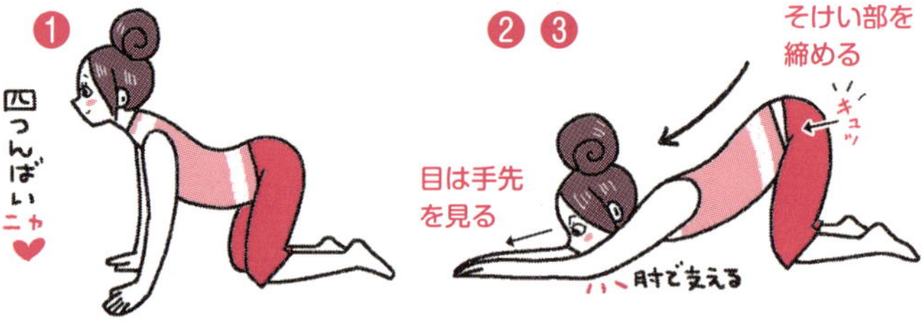

1
四つんばいニャ❤
2 3
そけい部を締める
キュッ
目は手先を見る
肘で支える

❶四つんばいになる

❷片方ずつ腕を伸ばして、両肘を床につける

❸胸を床に近づけて背骨が伸びるのを感じる（3呼吸）

2 腰を柔らかくする1

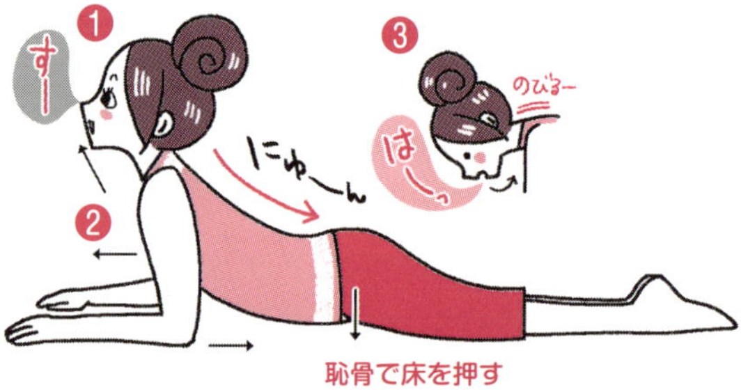

1
すー
2
にゅ〜ん
3
のびる〜
は〜っ
恥骨で床を押す

❶うつぶせになり、肘で体を支える

❷吸う息であごを上げて肘を後ろに引き、胸を前へ出す

❸吐く息であごを引き、うなじと腰の伸びを感じる

❹❷❸を3回行う

3 腰を柔らかくする2

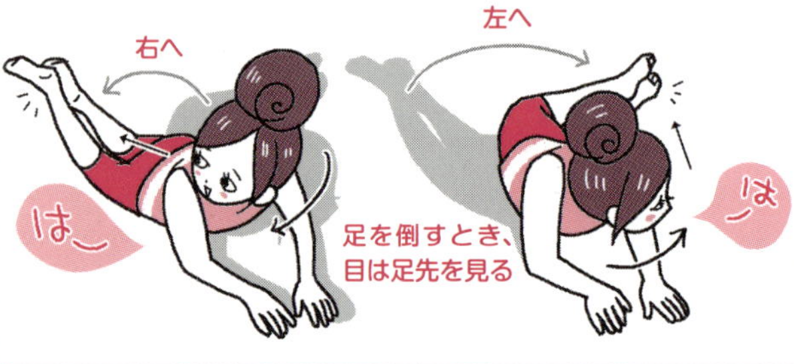

右へ
左へ
は〜
足を倒すとき、目は足先を見る
は〜

❶2❶の状態から膝を曲げ、足の裏を上に向ける

❷吐く息で両足を右に倒し（左膝が浮く）、吸う息で足の裏を上に向ける

❸左側も同様に行う

❹左右に3回ずつ行う

4 股関節を緩める

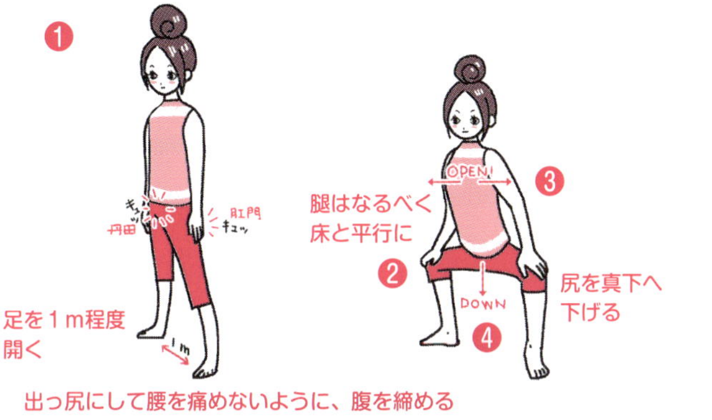
❶
キュッ
丹田
肛門
キュッ
足を1m程度開く
1m
OPEN
❸
腿はなるべく床と平行に
❷
DOWN
❹
尻を真下へ下げる
出っ尻にして腰を痛めないように、腹を締める

❶足を1m程度開いて立つ

❷足先と膝を外に向けて開く

❸手を腿に置いて胸を開く

❹背すじを伸ばし、腰を深く下ろして胸を広げて保つ（5呼吸）

5 腿の裏を伸ばす

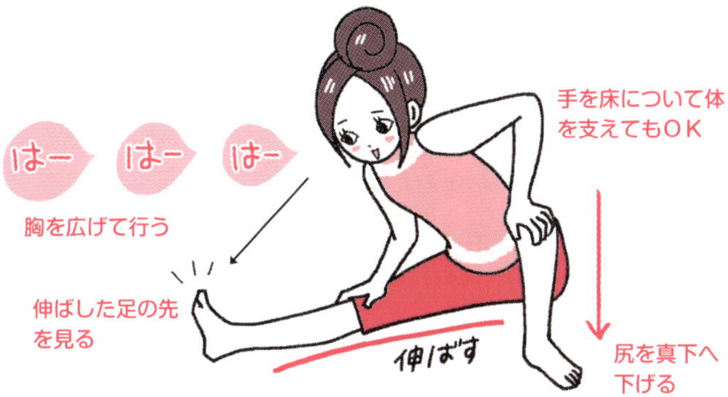
はー
はー
はー
胸を広げて行う
手を床について体を支えてもOK
伸ばした足の先を見る
伸ばす
尻を真下へ下げる

❶4❹の状態から上体を左へスライドし、吐く息で左膝を曲げ右膝を伸ばす

❷次の吐く息で右腿の裏を伸ばして保つ（3呼吸）

❸吸う息で4❹の状態に戻り、反対側も同様に行う

② ポーズを作る動き

1 腰と股関節を柔らかくする

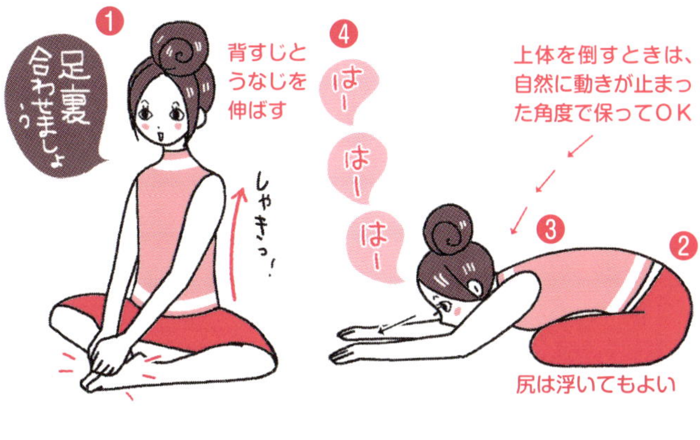
❶
足裏合わせましょう
背すじとうなじを伸ばす
しゃきっ!
❹
はー
はー
はー
上体を倒すときは、自然に動きが止まった角度で保ってOK
❸
❷
尻は浮いてもよい

❶足の裏を合わせ、背すじを伸ばして座る（膝は床から浮いてもよい）

❷尻を後ろに引いて両手を床に置く

❸手で体を支え、吐く息で体の重さを感じながら前に倒れる

❹腰と股関節を意識して3呼吸し、吸う息で上体をゆっくり起こす

2 背中を緩める

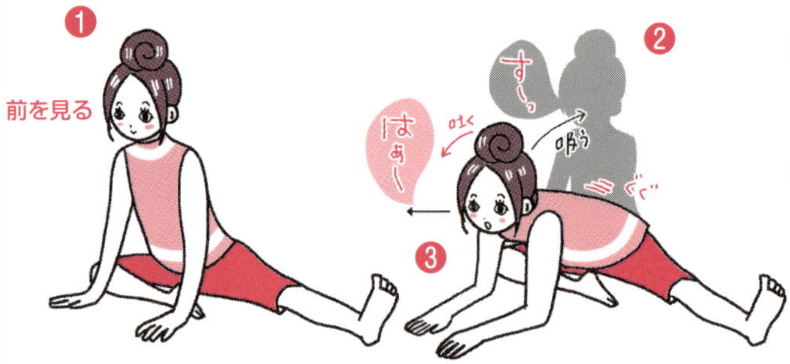
1
前を見る
2
すーっ
吸う
はぁ〜
吐く
3

❶右膝を曲げて左脚を横に伸ばす

❷尻を後ろに引いて、両手を前に置き、体を支える

❸吐く息で少し前傾して、背中の伸びを感じる（2 呼吸）

❹吸う息でゆっくり上体を起こす

❺反対側も同様に行う

3 腿の内側を緩める

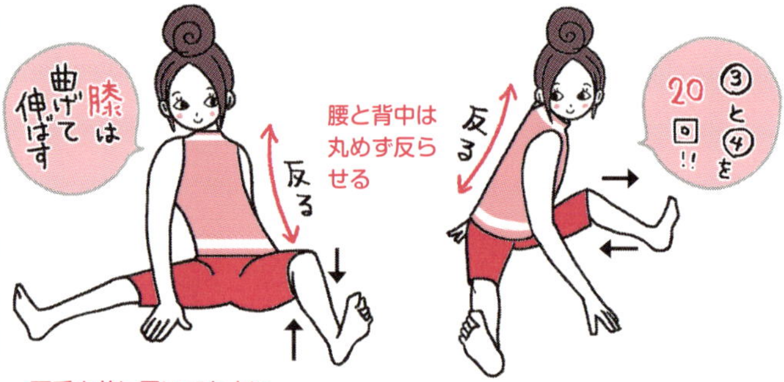
膝は曲げて伸ばす
腰と背中は丸めず反らせる
反る
反る
③と④を20回!!

両手を前に置いてもよい

❶足を大きく開いて座り、背すじを伸ばす

❷右手を体の前に、左手を体の後ろに置く

❸膝を片方ずつ軽く曲げ伸ばしする（20 回）

❹手の位置を入れ換えて、❸を行う（20回）

4 骨盤を小さく動かす

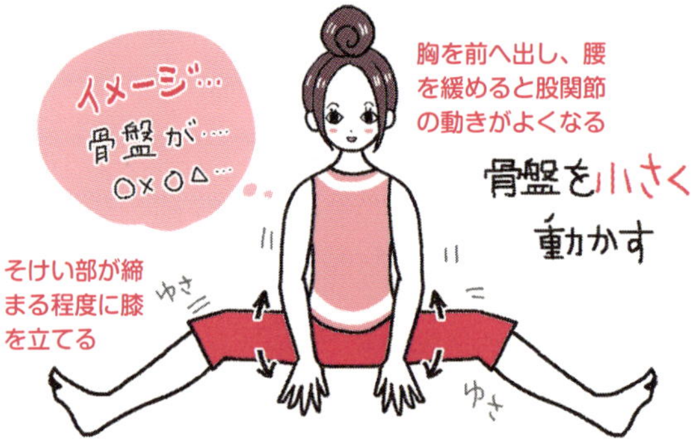
イメージ…
骨盤が…
○×○△…
胸を前へ出し、腰を緩めると股関節の動きがよくなる
骨盤を小さく動かす
そけい部が締まる程度に膝を立てる
ゆさ
ゆさ

弱くて微妙な感覚（P.12）を探りながら行う

❶「股関節は、一本の太い骨（大腿骨）と骨盤が接続している関節だ」とイメージする

❷「大腿骨をしっかり固定することで、骨盤がなめらかに前へ倒れる」とイメージする

❸足を大きく開いて膝を立て、恥骨を床につけたり離したりして、骨盤を前後に小さく動かす（20回）

❹膝を片方ずつそっと曲げ伸ばしして、股関節の動きを注意深く感じる

5 完成ポーズを作る

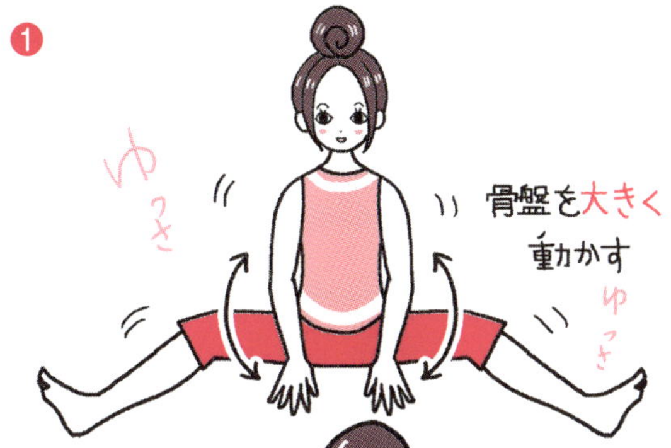

①
ゆっさ
骨盤を大きく
動かす
ゆっさ

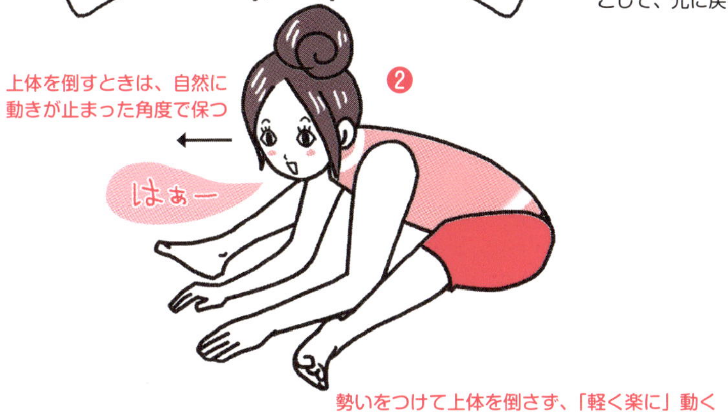

②
上体を倒すときは、自然に
動きが止まった角度で保つ
はぁー
勢いをつけて上体を倒さず、「軽く楽に」動く

❶足を大きく開いて膝を曲げ、恥骨を床につけたり離したりして、骨盤を大きくゆったり動かす (20回)

❷吐く息で骨盤を前へ倒し、上体を楽な角度に保ってリラックスする（3呼吸）

❸吸う息で骨盤と上体を起こして、元に戻る

3 ポーズができないとき

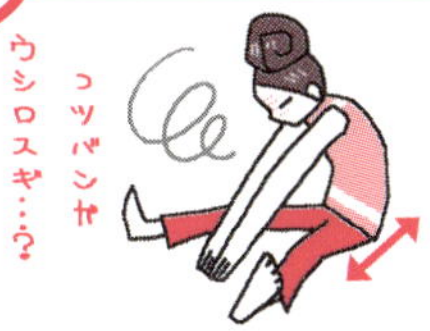

コツバンヤ
ウシロスギ…?

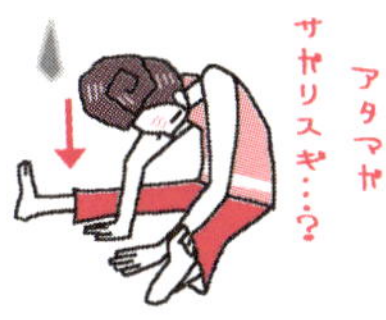

アタマヤ
サガリスギ…?

- 骨盤が後ろに倒れている
- 頭が下がりすぎている

※ できない理由 前屈のポーズと同じく、背中が丸くなると肩や腰、股関節が緊張するので、骨盤は動きません。また頭が下がっていると、肩や首がこわばり、苦しくなります。背中や腰をできるだけ柔らかく使うことが、ポーズ完成の決め手になります。

! できるようになるために 腰が緊張しやすい人は、膝《ひざ》を立て、骨盤を楽な角度に調整しましょう。きちんとプロセスを積み重ねることで股関節が動くようになり、スムーズにポーズを作れます。②の45は特に効果的な練習法です。腰や背中が緩《ゆる》んで反《そ》れるようになれば「気持ちのよい完成形」というゴールはすぐそこです。

魚のポーズ（マツヤ アサナ）

0 ポーズの意味

胸が開いて伸びるポーズです。呼吸が楽になりますし、甲状腺《こうじょうせん》を刺激するので代謝《たいしゃ》が上がります。気持ちも前向きになるので、1日1回は行うとよいでしょう。

1 ポーズを作りやすくする動き

1 胸を開く（うさぎのポーズ）

❶正座になり、背中側で指を組む

❷そけい部を締めながら、吐く息で額を床につける

❸腕を気持ちのよい角度まで上げて、体の膨らみとしぼみを感じる（2呼吸）

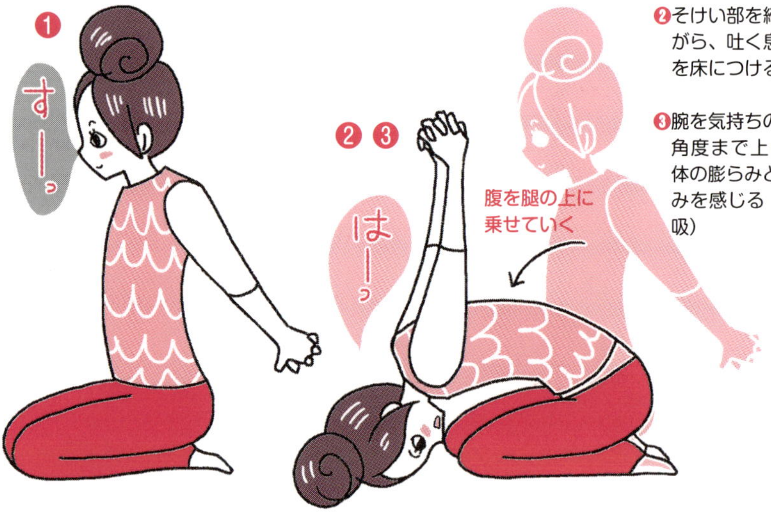

❶
すーっ
❷❸
はーっ
腹を腿の上に乗せていく

2 うなじを伸ばす（うさぎのポーズ）

※めまいが気になる人はを2を飛ばして3へ進む

❶1❸の状態から尻を上げ、頭頂部を床につける

❷吐く息で腕を背中から離し、うなじを伸ばす（2呼吸）

❸吐く息で額と腕をゆっくり下ろし、手を床について休む

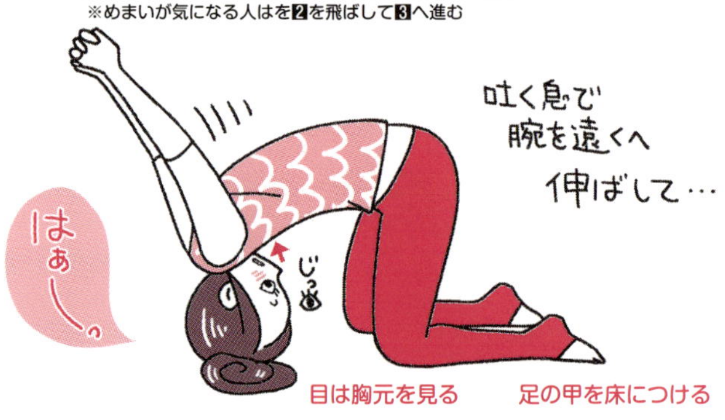

吐く息で
腕を遠くへ
伸ばして…
はぁ～っ
じっ
目は胸元を見る
足の甲を床につける

3 背骨をしなやかにする

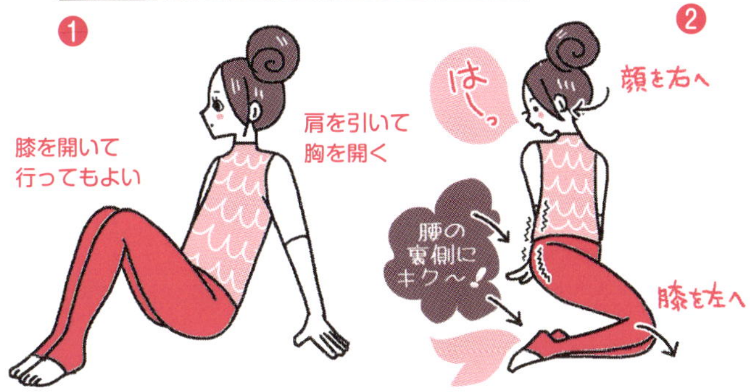

1
膝を開いて
行ってもよい
肩を引いて
胸を開く
2
はしっ
顔を右へ
腰の
裏側に
キク〜!
膝を左へ

❶膝を立てて座る

❷吐く息で膝を左へ倒し、顔は右を向く

❸吸う息で顔と膝を元に戻し、反対側も同様に行う

❹❷❸を5回ずつ行う

2 ポーズを作る動き

1 丹田を強化する

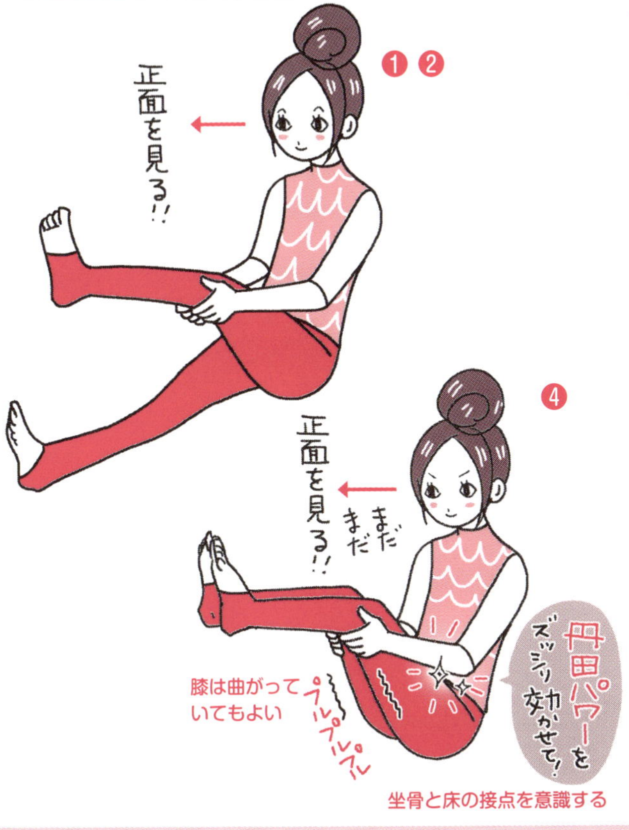

1 2
正面を見る!!
4
正面を見る!!
まだまだ
膝は曲がって
いてもよい
プルプルプル
丹田パワーを
ズッシリ効かせて!
坐骨と床の接点を意識する

❶両脚を伸ばして座る

❷両手で左腿を持ち、吐く息で持ち上げ、吸う息で下ろす（5回）

❸右腿の上げ下げも、❷と同様に行う

❹両手で両腿を持ち、バランスをとる（3呼吸）

❺吐く息でゆっくり脚を下ろし、❶に戻る

2 腹と喉を締める

❶両脚を伸ばして座る

❷上体を後ろに倒して、吐く息で右肘を床につける

❸左肘も吐く息で床につけて、両肘で上体を支える

❹胸元を見ながら、吐く息で喉と腹を締める

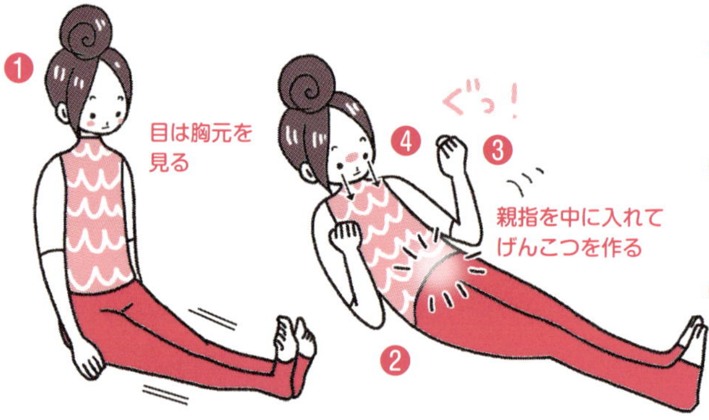

1
目は胸元を
見る
ぐっ！
4
3
親指を中に入れて
げんこつを作る
2

3 あごを強く出す(完成ポーズ)

❶2❹の状態から、吐く息で、胸を前に出してあごを強く引く

❷あごを突き上げて、吐く息で頭頂部をゆっくり床に下ろす

❸胸が吸う息で上がり、吐く息で下がるのを感じる(3呼吸)

❹吐く息で背中を床に下ろし、あお向けで休む

目線は前→上→後ろへと、流れるように移動する

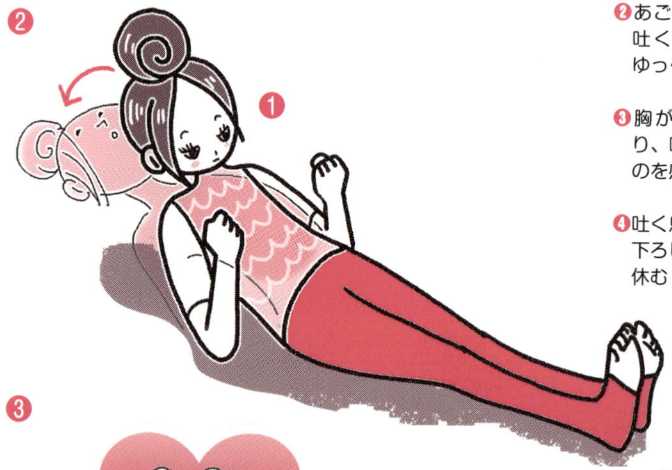

2
1

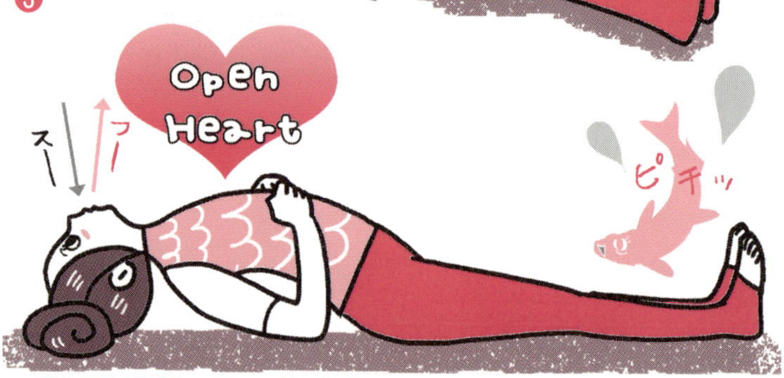

3
Open
Heart
スー
フー
ピチッ

舌を前歯の裏側につけて、喉を伸ばす

途中で吐き気がした人は、吐く息でゆっくりあお向けに戻り、静かに休む

4 アレンジ~あお向けからポーズを作る

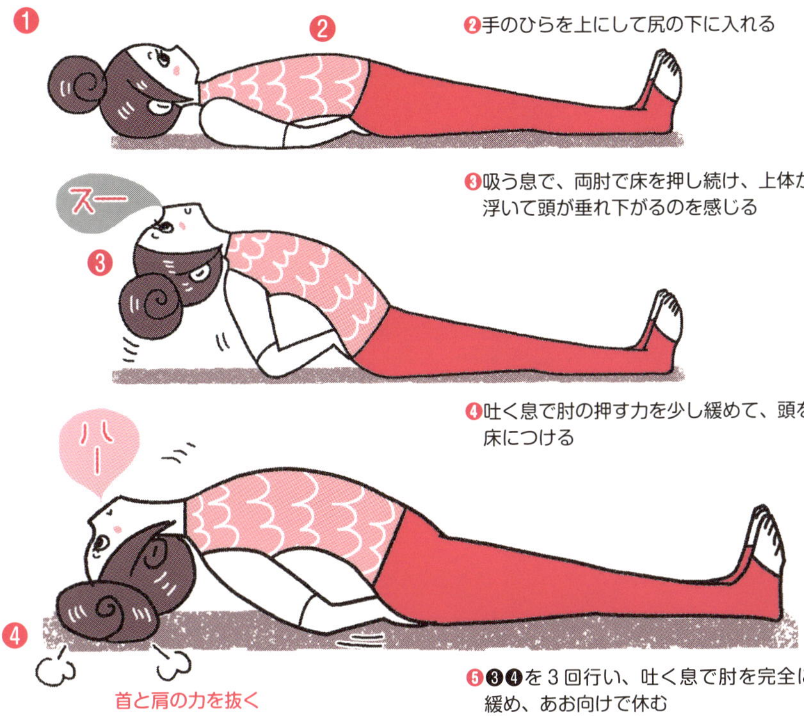

❶脚を揃えてあお向けになる

❷手のひらを上にして尻の下に入れる

❸吸う息で、両肘で床を押し続け、上体が浮いて頭が垂れ下がるのを感じる

❹吐く息で肘の押す力を少し緩めて、頭を床につける

❺❸❹を3回行い、吐く息で肘を完全に緩め、あお向けで休む

途中で吐き気がした人はゆっくりあお向けに戻り、静かに休む

3 ポーズができないとき

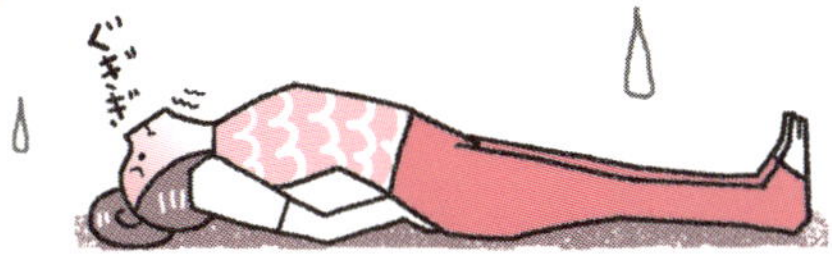

- 肩がすくんでいる
- 首に力が入っている
- 吐き気がする

※ できない理由 肩がすくむと首や腰が緊張するので、胸を気持ちよく伸ばせません。また恐がりながらポーズを行ったり、形にとらわれて首を曲げると、頸神経《けいしんけい》が圧迫されて気分が悪くなります。

! できるようになるために 首と胸、腹、腰は互いに関係しています。腹をしっかり締めれば首、胸、腹は緩みます。首は筋肉の力で無理に曲げようとせず、むしろ骨をイメージして力を抜くと胸が開き気持ちよくなります。また、頭が下へ垂れる脱力感をしっかり味わうことで、腰がリラックスして楽になります。

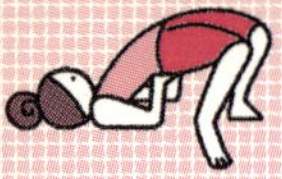

橋のポーズ（セーツ バンダ サルワンガ アサナ）

0 ポーズの意味

日常生活の中でつぶれて丸くなりがちな、胸と腹を伸ばします。胸が開いて腹が伸びると、背骨は強さとしなやかさを取り戻し、首のラインも美しくなります。ポーズの完成形は、緩《ゆる》んだ体を最小限の腕の力で支えた、リラクゼーションの姿勢です。気持ちよさを味わいましょう。

1 ポーズを作りやすくする動き

1 体の側面を伸ばす

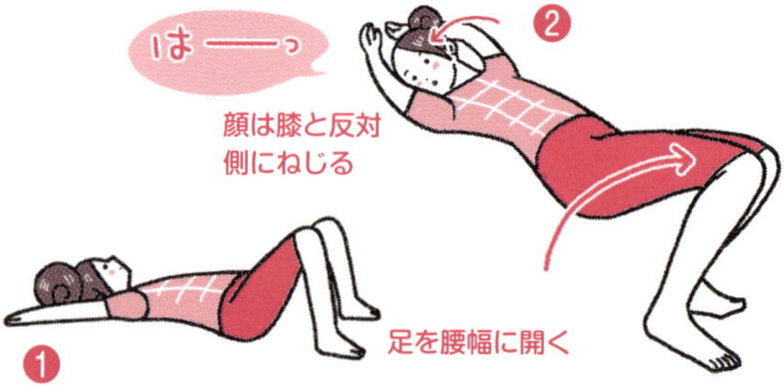

②
はーっ
顔は膝と反対側にねじる
足を腰幅に開く
①

❶あお向けで両膝を立てて、両腕を頭の方へ伸ばす

❷吐く息で顔を右へ、膝を左へ倒し、吸う息で元に戻す

❸反対側も同様に行う

❹❷❸を５回行う

2 うなじを緩める１

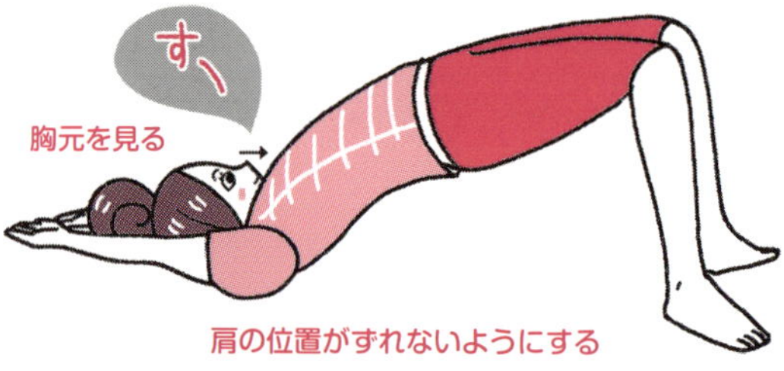

す、
胸元を見る
肩の位置がずれないようにする

❶1❶の状態から吸う息で両足で床を押して、尾骨の浮きとウエストラインの沈みを感じる

❷次の吸う息で尻を高く上げて、うなじの伸びを感じる（３呼吸）

❸吐く息でゆっくり尻を下ろす

3 うなじを緩める２

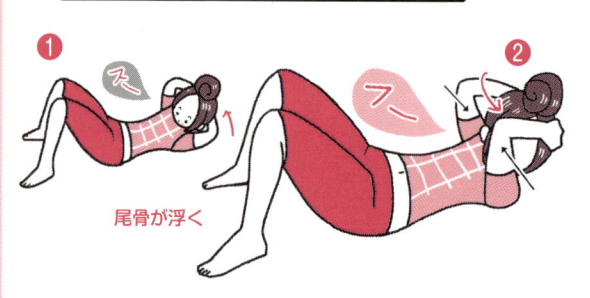

①
スー
尾骨が浮く
②
フー

❶あお向けで両膝を立て、頭の後ろで指を組み、吸う息で頭を上げる

❷吐く息で肘を寄せて右肘を左へ出し、顔を左に向ける

❸吸う息で頭と肘を戻し、反対側も同様に行う

❹左右３回ずつ行なう

4 腿の前面を伸ばす

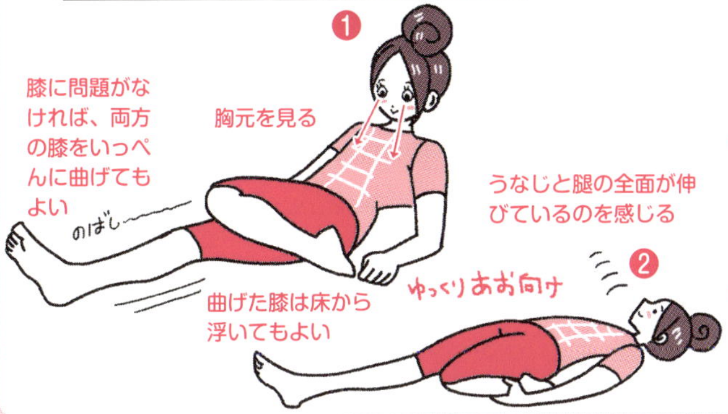
1
膝に問題がなければ、両方の膝をいっぺんに曲げてもよい
胸元を見る
のばし
うなじと腿の全面が伸びているのを感じる
曲げた膝は床から浮いてもよい
ゆっくりあお向け
2

❶両脚を前に伸ばして座った後、左膝を曲げて、かかとを左尻の横に置く

❷両肘を使ってゆっくりあお向けの状態になり、左腿を伸ばす（3呼吸）

❸反対側も同様に行う

2 ポーズを作る動き

1 首、背中、腰を緩める

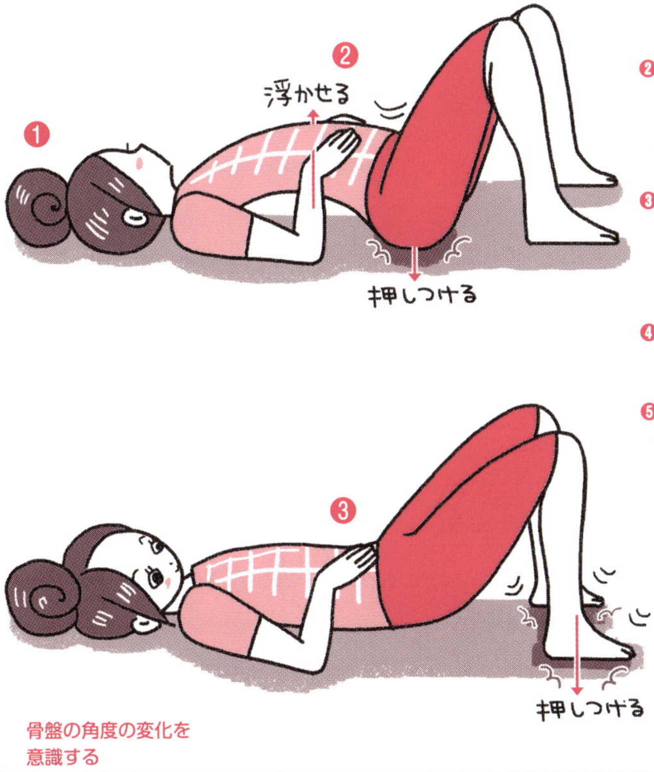
2
浮かせる
1
押しつける
3
押しつける
骨盤の角度の変化を意識する

❶あお向けで両膝を立て、手を腹の上に置く

❷尾骨を床に押しつけて、ウエストラインの浮きとうなじの伸びを感じる

❸足で床を押して、尾骨の浮きとウエストラインの沈み、あごの脱力を感じる

❹❷と❸を軽やかに20回行う

❺膝を伸ばしてあお向けになり、背中と腰がリラックスしているのを感じる

2 腰を柔らかくする

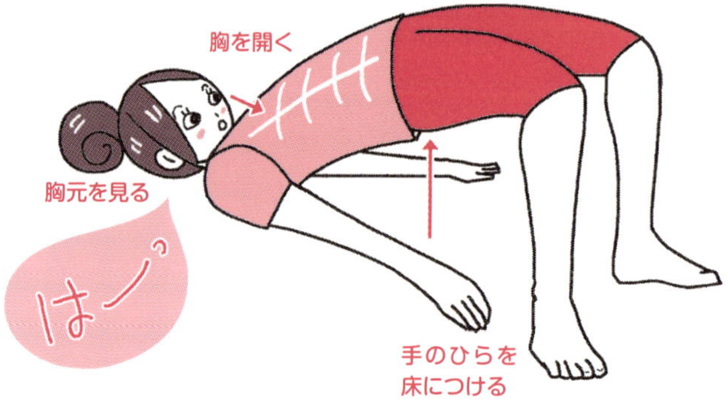
胸を開く
胸元を見る
はーっ
手のひらを
床につける

❶あお向けから足を少し開いて膝を立てる

❷吸う息で尾骨を上げる

❸肩や顔を小さく動かして、腕を寄せ合う

❹吐く息で尻を高く上げる

3 胸を広げる

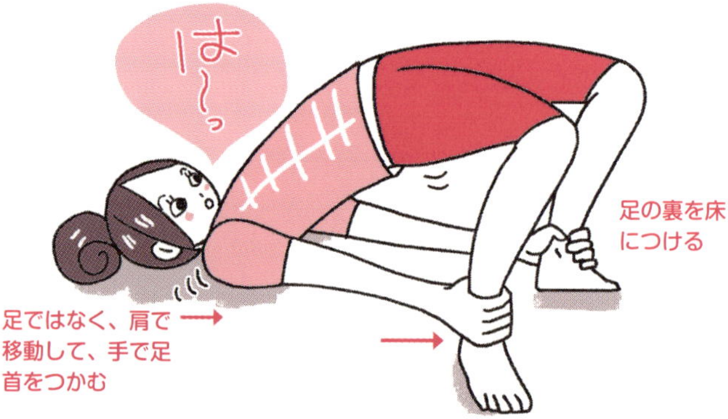
は〜っ
足の裏を床
につける
足ではなく、肩で
移動して、手で足
首をつかむ

❶2❹の状態から、右手で右足首を持ち、左手で左足首を持つ

❷吐く息で、肘を伸ばしたまま尻を高く上げて保つ（2呼吸）

足首を持てないときは、手で足に触れているだけでもよい

4 完成ポーズを作る

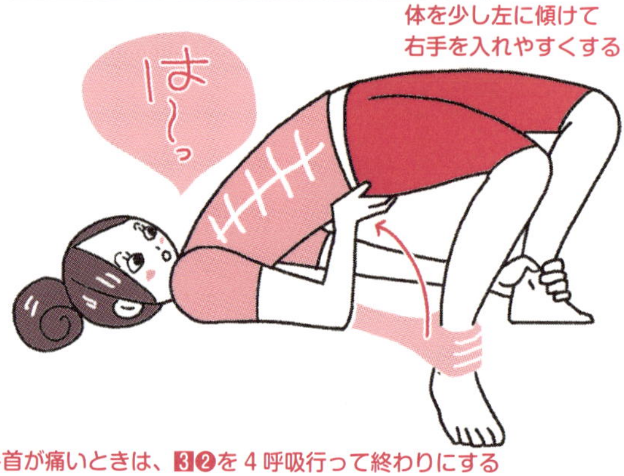
体を少し左に傾けて
右手を入れやすくする
は〜っ

❶3❷の状態から、吐く息で体を少し左へ傾けて、右肘を内側へ入れる

❷右手に尻の上部を乗せて、体を支える

手首が痛いときは、3❷を4呼吸行って終わりにする

❸左手も❷と同様にして体を支える

❹手や肘を動かして微調整し、楽な形に整えて保つ（３呼吸）

❺吐く息でゆっくり背中を床に下ろし、あお向けで休む

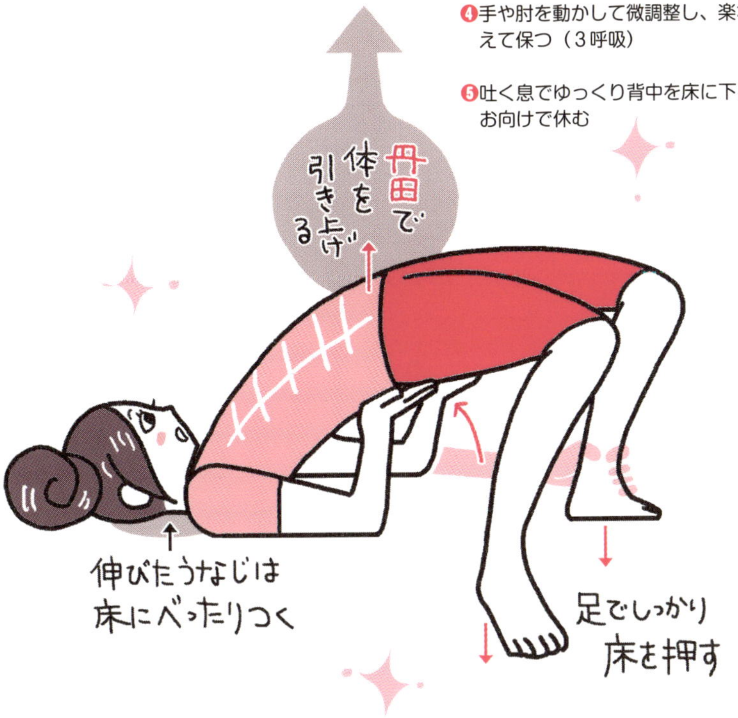

丹田で
体を
引き上げる
伸びたうなじは
床にべったりつく
足でしっかり
床を押す

3 ポーズができないとき

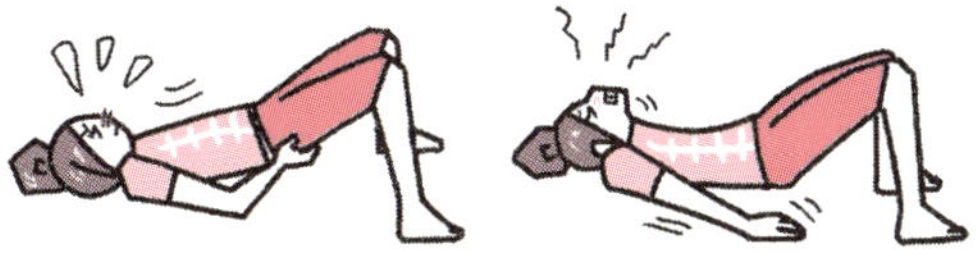

- 腰を固めたままで尻を上げようとしている
- あごが出て首が緊張している

※ できない理由 尻を上げることばかり意識すると、背中や首が硬くなります。また、あごが出ると腰が緩《ゆる》まず、肩も緊張するので肩甲骨《けんこうこつ》が動きません。肩甲骨の動きが悪いと、手を背中の下に入れて体を支えることができないのです。

！ できるようになるために ②❶の尾骨の浮き上がりとウエストラインの沈みを意識して、足に力を入れて尻を持ち上げましょう。うなじがリラックスして背中が緩みやすくなるので、尻が高く上がります。また、腕や肩も柔軟になるので、手で楽に体を支えられます。

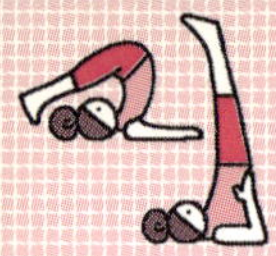

鋤《スキ》のポーズ（ハラ アサナ）
肩立ちのポーズ（サーランバ サルワンガ アサナ）

0 ポーズの意味

この２つは代表的なヨガのポーズです。やりやすくするために、ここではメドレー的につなげて行います。ふだんとは逆向きに重力がかかるので、内臓下《か》垂《すい》や血行不良に効果があり、神経の流れもよくなります。ただし大変刺激が強いので、体調を見て丁寧《ていねい》に行いましょう。

★生理中は控えてください。

1 ポーズを作りやすくする動き

1 背中を緩める

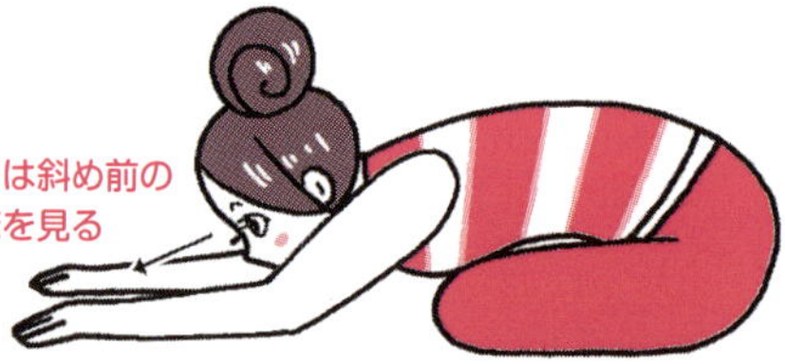

目は斜め前の
床を見る
尻は浮い
てもよい

❶あぐらをかき、吸う息で背すじを伸ばす

❷吐く息で尻を後ろに引いて、体を前に倒す

❸両肘を床につけて胸を前へ出す

❹手を前に伸ばし、背中の緩みを感じる（３呼吸）

2 丹田を強化する

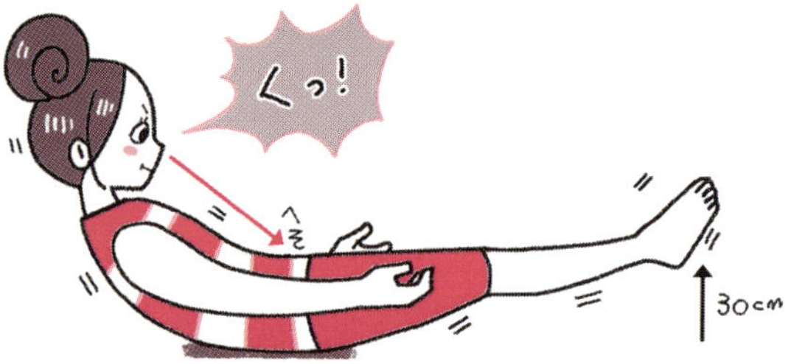

くっ！
へそ
30cm

ウエストのラインを床に押しつける

❶脚を揃えてあお向けになり、吐く息で頭と肩を上げて、へそを見る

❷両脚を床から 30cm 上げて、喉と腹、肛門を締めて息を止める（10秒間）

❸吐く息でゆっくりあお向けに戻る

❹❶❷❸を３回行う

3 そけい部を締める

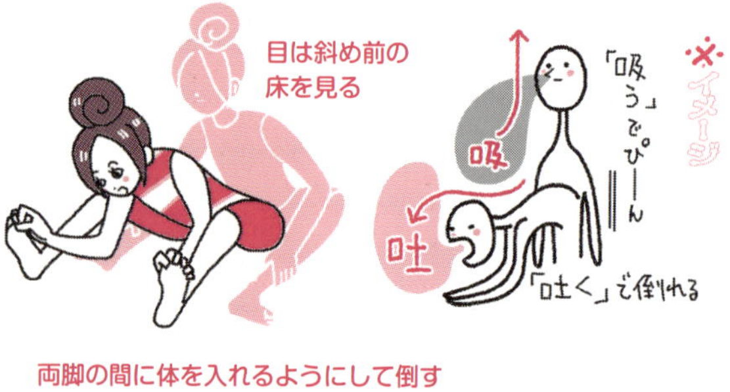

目は斜め前の
床を見る
※イメージ
「吸う」でぴーーん
吸
吐
「吐く」で倒れる

両脚の間に体を入れるようにして倒す

❶両足を大きく開いて座り、膝を立て、手は足先を持つ

❷吸う息で背すじを伸ばし、吐く息でそけい部を締めて体を前に倒す

❸体が吸う息で持ち上がり、吐く息で沈むのを感じる（３呼吸）

4 腰を緩める

❶❷

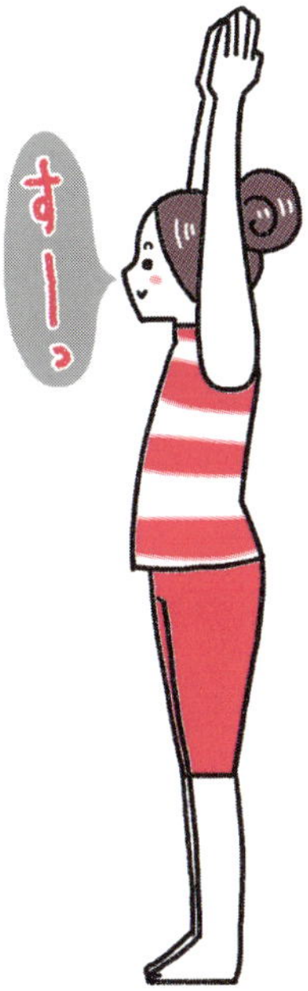

❸❹

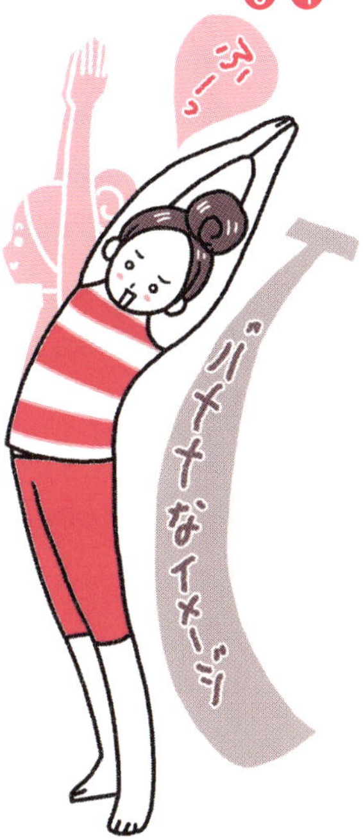

❶足を揃えて立ち、手を上に上げる

❷吸う息で肋骨を引き上げて、肛門を締める

❸吐く息で右足に重心をかけて骨盤を右へスライドさせ、次の吐く息で上体を左へ倒す

❹体の右側の伸びを感じる（2 呼吸）

❺吸う息で❷に戻り、反対側も❸❹の要領で行う

❻❷の状態から膝を深く曲げ、尻を後ろへ引き手を見上げる（2 呼吸）

❼膝を曲げたまま、手を下ろして立ち前屈をする（3 呼吸）

❽尻を床に下ろし、前屈のポーズを行う（3 呼吸）

❾吸う息で体をゆっくり起こして休む

❻

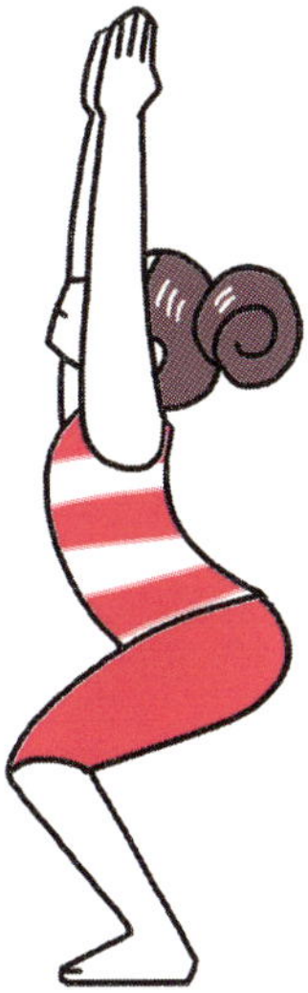

そけい部を締めながら動く

❼

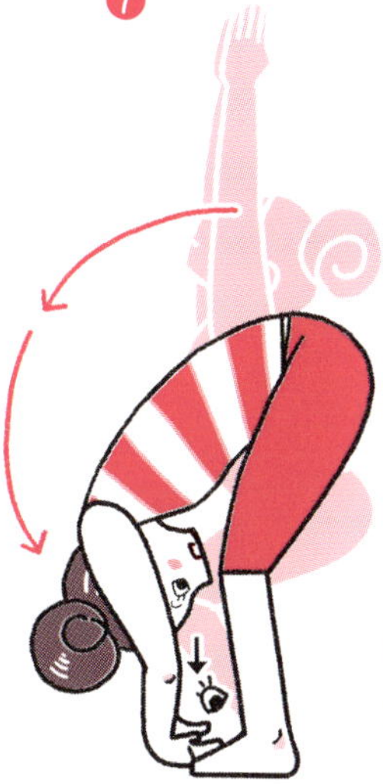

膝を曲げて行ってOK

❽

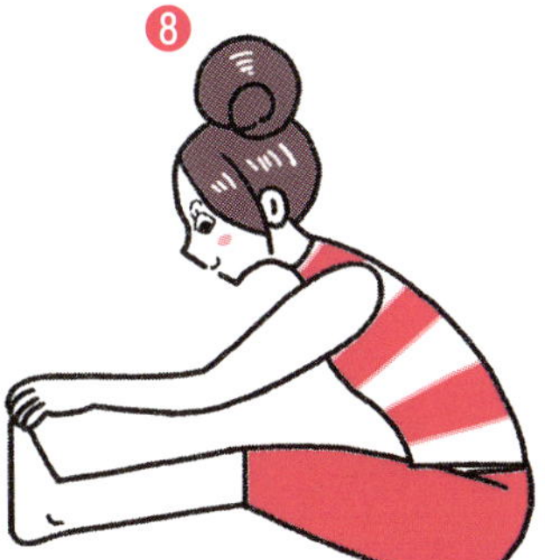

2 ポーズを作る動き

1 腰・背中を緩める

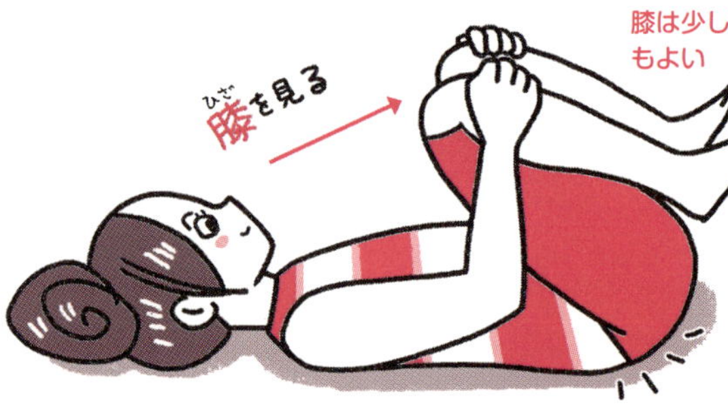
膝《ひざ》を見る
膝は少し開いてもよい

❶あお向けから、両膝を手で抱える

❷膝を深く曲げてあごを引き、そけい部を締める

❸うなじ、肩、腰が床についているのを感じる（5呼吸）

うなじや肩、腰は緩めば緩むほどべったりと床につくようになる

2 背骨を伸ばす

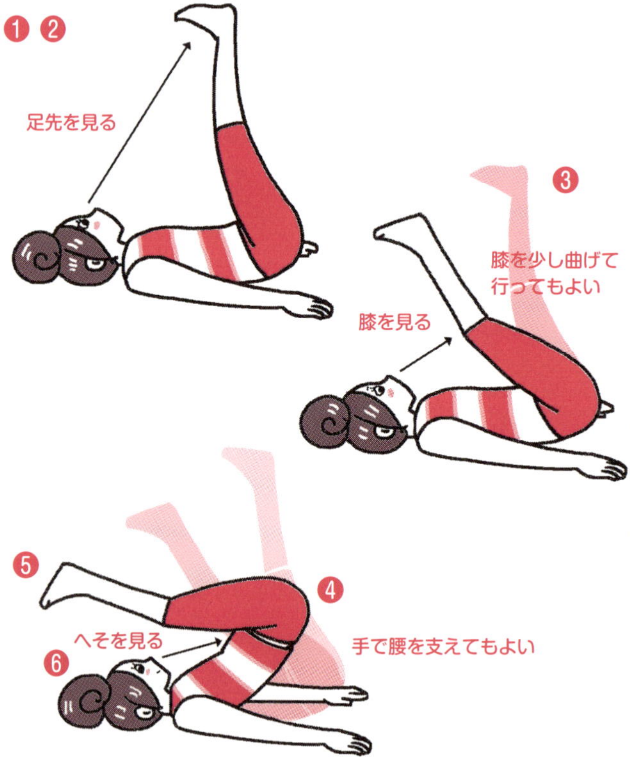
❶ ❷
足先を見る
❸
膝を少し曲げて行ってもよい
膝を見る
❺
❹
へそを見る
❻
手で腰を支えてもよい

❶膝を伸ばして脚を上げる

❷喉と腹を締めて、背骨が緩んでいるのを感じる（2呼吸）

❸吐く息で、膝を顔の方へ引き寄せる

❹喉を強く締め、吐く息で手で床を強く押して尻を上げる

❺うなじを伸ばして脚を床と平行にする

❻頭を左右に小刻《こきざ》みに、優しく振って、首を楽にする

尻を上げるときは脚で反動をつけたりせず、手で床を押す力でじわっと浮かせる

2で腕が痛くなった人は、吐く息でゆっくり脚を下ろして、あお向けで休む

3 スキの完成ポーズを作る

❶吐く息でつま先を床に近づける

❷次の吐く息でかかとを突き出してアキレス腱を伸ばし、吸う息でアキレス腱を緩める（3呼吸）

❸体が吐く息で伸び、吸う息で緩むのを感じる（5呼吸）

❹腹を締め、うなじで床を押して尻をさらに高く上げる

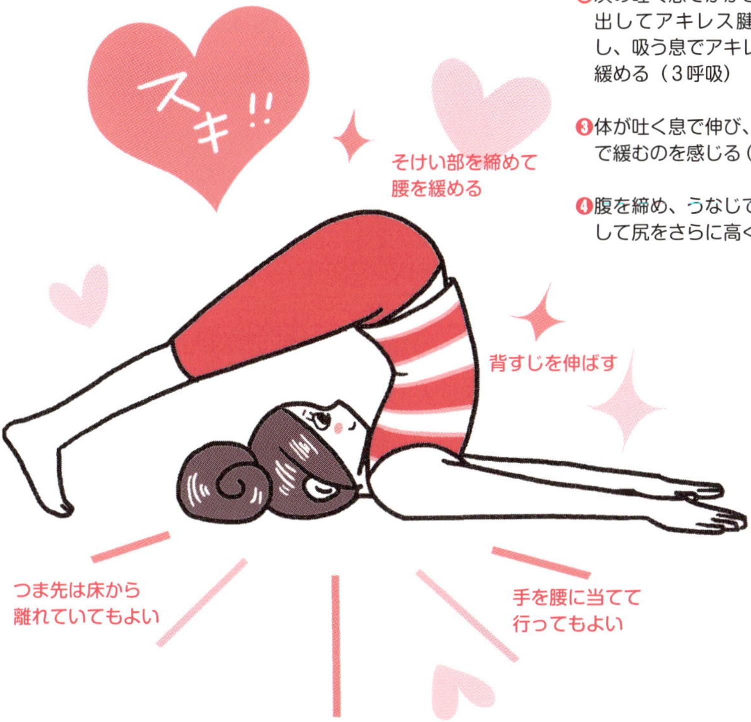
スキ!!
そけい部を締めて腰を緩める
背すじを伸ばす
つま先は床から離れていてもよい
手を腰に当てて行ってもよい

4 スキ〜肩立ちへ

❶3❹の状態から、手を腰に当てて体を支える

❷吸う息で右脚を上げる

❸次の吸う息で左脚を右脚に揃える

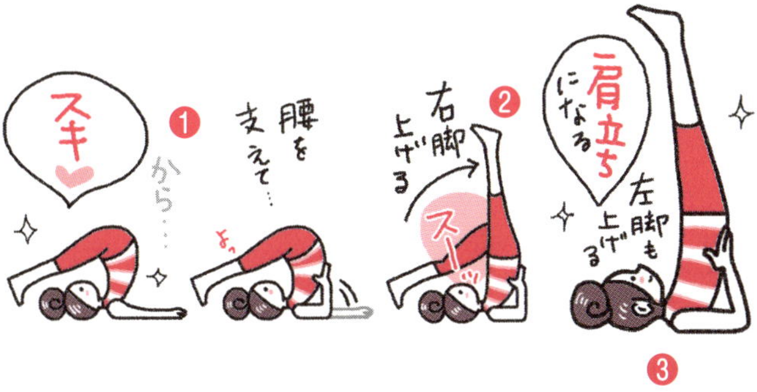
スキ
から…
1
腰を支えて…
よっ
2
右脚上げる
スーッ
肩立ちになる
左脚も上げる
3

5 肩立ちの完成ポーズを作る

❶肘→肩→首→腰の順に小さく動かして楽な位置に調整し、完成ポーズを保つ（５呼吸）

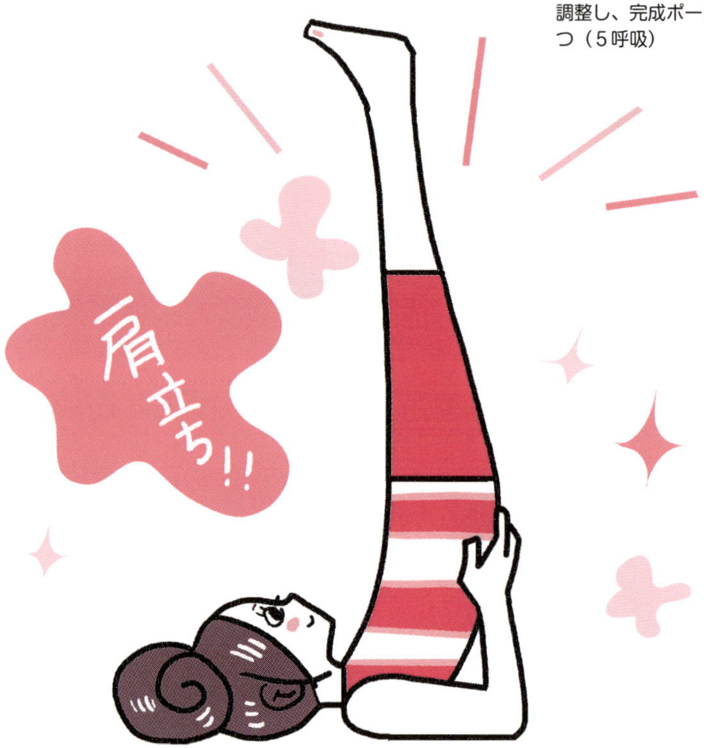
肩立ち!!

6 肩立ち〜あお向けへ

❶吐く息で左脚を、次の吐く息で右脚を下ろして、スキのポーズに戻る

❷手で腰を支えて、吐く息で、ゆっくり背中を床に下ろす

❸腰から手を離し、脚を下ろしてあお向けになる

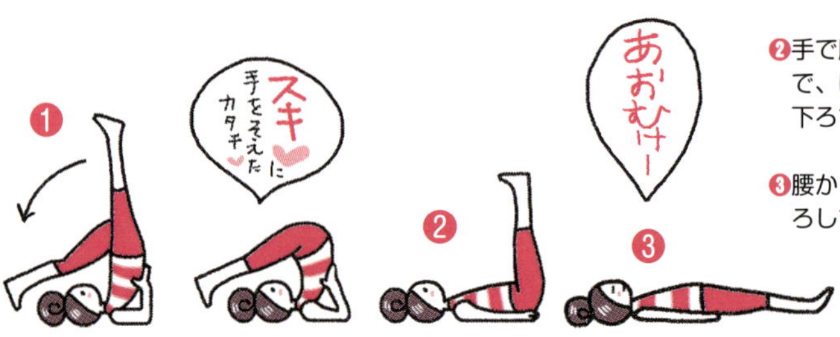
①
スキに
手をそえた
カタチ
②
あおむけー
③

脚を片方ずつ下げる

スキのポーズに（腰を手で支える）

背中を下ろす（②❷❶と同じ形）

あお向け

背中と腰はドスンとではなく、そっと静かに下ろして首の負担をなくす

7 アレンジ～肩立ちをやりやすく

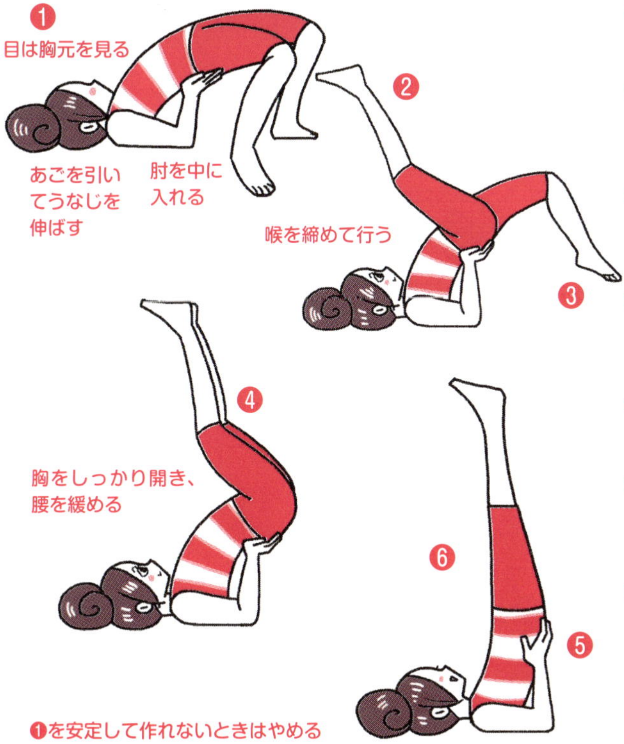
1
目は胸元を見る
あごを引いてうなじを伸ばす
肘を中に入れる
2
喉を締めて行う
3
胸をしっかり開き、腰を緩める
4
6
5
❶を安定して作れないときはやめる

❶橋のポーズ (P.75) を作る

❷両手で尻をしっかり支えて、吐く息で右脚をゆっくり上げる

❸右脚をさらに高く上げて、左足先が床から浮くのを感じる

❹吐く息で両脚を揃えて、腰を反らせて保つ(3 呼吸)

❺両手を下の方へ移動させて、体を支え直す

❻吸う息で脚を伸ばし、吐く息で腹を伸ばして保つ（3 呼吸)

❼吐く息でゆっくり背中を床に下ろし、次の吐く息で脚を下ろして休む

3 ポーズができないとき

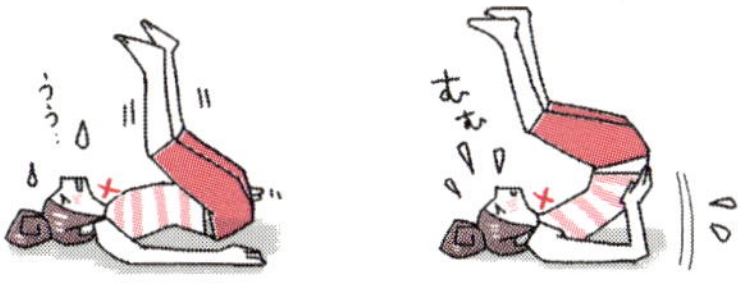

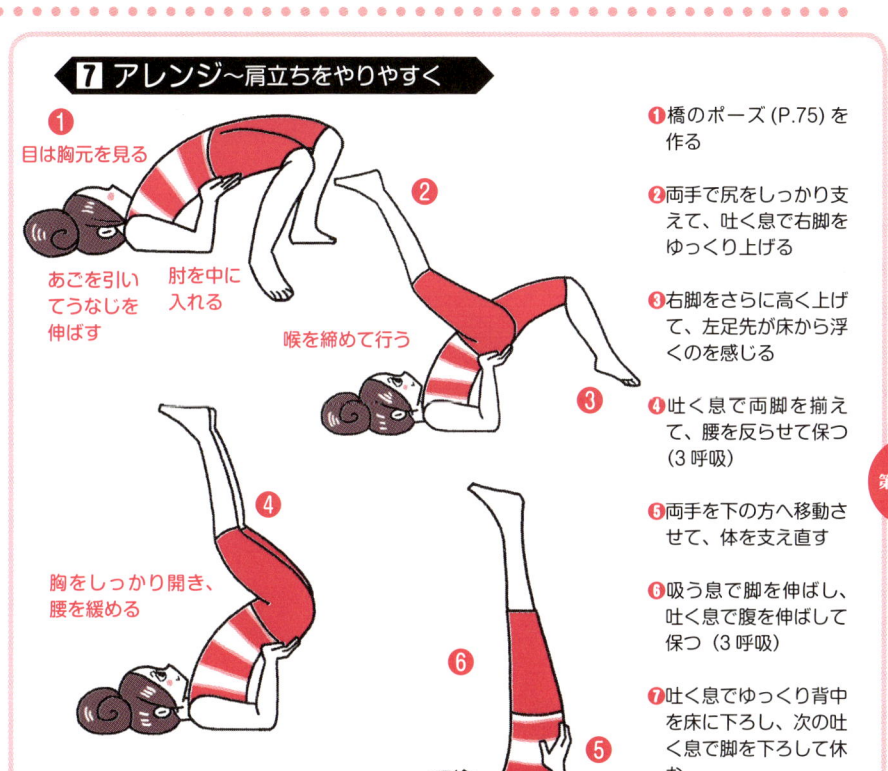

- 尻が上がらない
- 脚は上がっているが苦しく、気持ちよくない

※ できない理由 スキのポーズで尻を上げるとき、あごが出ると肩や首が硬くなり、動きにブレーキがかかります。勢いをつけて尻を上げる人がいますが、その場合も首に力が入ります。尻が上がっても上がらなくても、首が緊張している限り、安定した気持ちのいいポーズにはなりません。

! できるようになるために ①をきちんと行い、背中や首を緩《ゆる》めましょう。さらにそけい部をしっかり締めれば腰が緩み、ポーズを作りやすくなります。スキのポーズや肩立ちのポーズを気持ちよく行うためには、前屈のポーズが非常に有効です。一つひとつのプロセスを丁寧《ていねい》に優しく行いましょう。

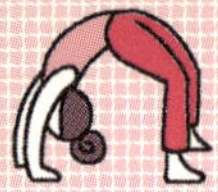

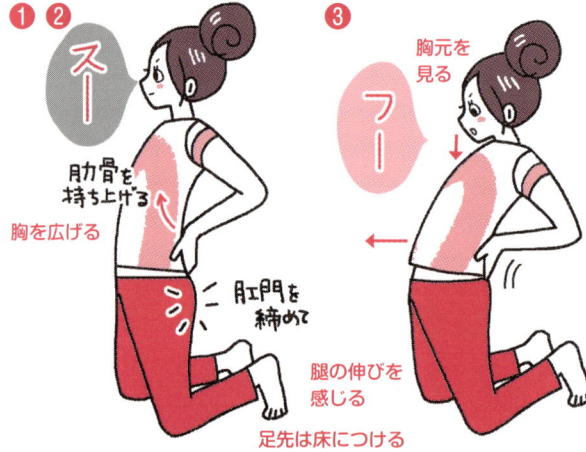

アーチのポーズ（ウールドゥワ ダヌラ アサナ）

0 ポーズの意味

猫背がクセになっている人や、体調不良に悩む人におすすめのポーズです。縮みがちな腿《もも》の前面〜腹〜胸がよく伸びて、首も緩《ゆる》むので頭が冴えます。反る動きが苦手な人には難しく見えるポーズですが、「軽くて楽な動き」と丹田《たんでん》を意識すると気持ちよくできるようになります。

1 ポーズを作りやすくする動き

1 腿を伸ばす

① ②
スー
肋骨を
持ち上げる
胸を広げる
肛門を
締めて
腿の伸びを
感じる
足先は床につける

③
胸元を
見る
フー

❶正座をした状態から、膝を少し開いて膝立ちになる

❷両手を腰に当て、吸う息で肋骨を上へ引き上げる

❸吐く息で骨盤を前に突き出し、腿を伸ばす

❹吸う息で❶に戻る

❺これを３回行う

2 胸と腰を緩める（ラクダのポーズ）

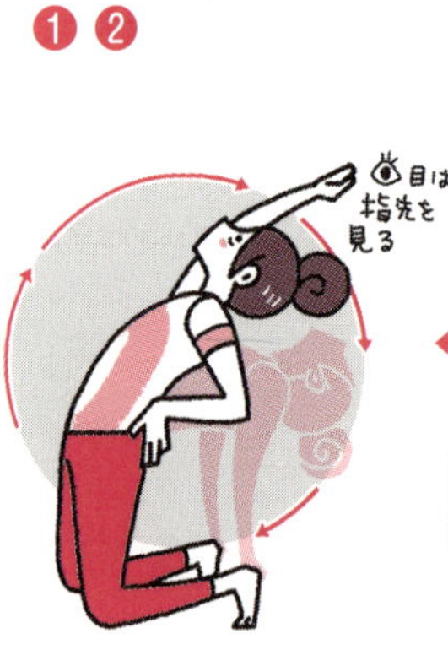

① ②
目は
指先を
見る

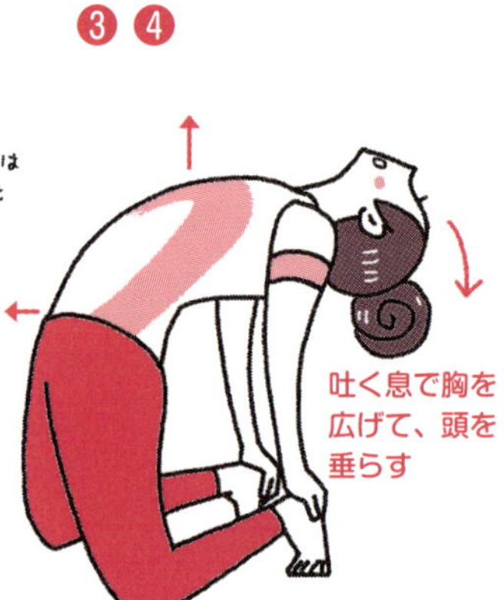

③ ④
吐く息で胸を
広げて、頭を
垂らす

2ができない人は3に進む

❶1❸の状態から軽く背中を反らせる

❷吸う息で右手を上げて、吐く息で右手を右かかとに当て体を支える

❸左手を❷と同様にして、左かかとに当てる

❹吸う息で胸を突き上げ、吐く息で腰を前へ出す（３呼吸）

❺戻るときは吐く息で腰を前に押し出し、頭を上げる

3 そけい部を伸ばす

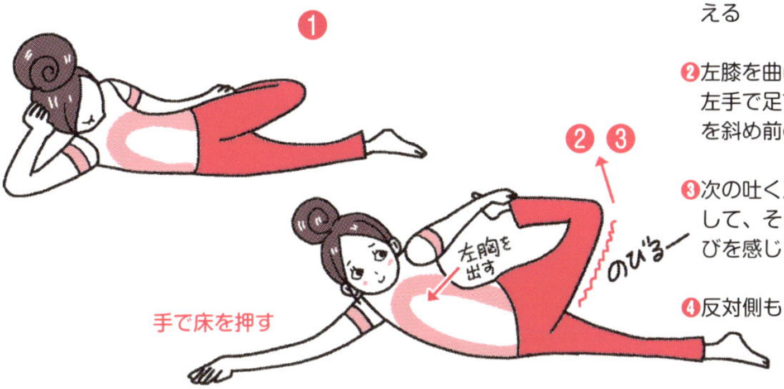
❶
❷ ❸
左胸を出す
のびる〜
手で床を押す

❶右側を下にして横になり、右肘をついて顔を支える

❷左膝を曲げて、吐く息で左手で足首を持ち、右手を斜め前の床におく

❸次の吐く息で左膝を伸ばして、そけい部と腿の伸びを感じる（3 呼吸）

❹反対側も同様に行う

2 ポーズを作る動き

1 背中を緩める 1

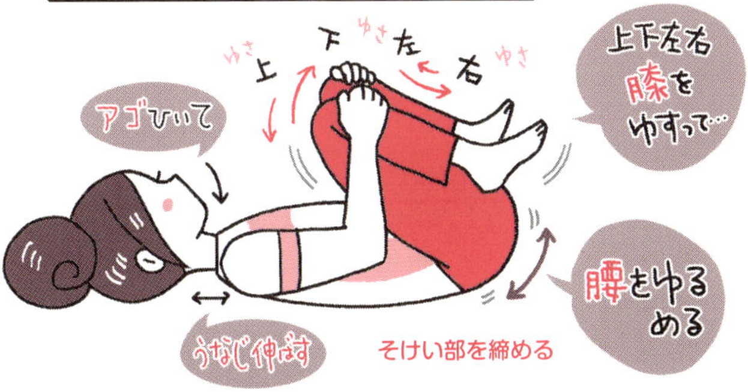
ゆさ
上
下
ゆさ
左
右
ゆさ
アゴひいて
上下左右膝をゆすって…
腰をゆるめる
うなじ伸ばす
そけい部を締める

小さく、軽やかに膝を動かす

❶あお向けになり、あごを引いて両膝を抱えて、腰を伸ばす

❷背中が緩むように意識して、抱えた膝を上下左右に30 回揺らす

2 背中を緩める 2

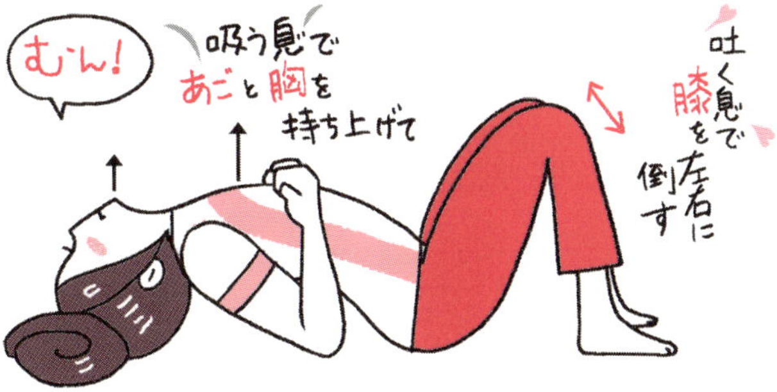
む〜ん!
吸う息であごと胸を持ち上げて
吐く息で膝を左右に倒す

膝を動かしながら背中の緩みを感じる

❶あお向けになり、両膝を立てる

❷吸う息で肘で床を押してあごを出し、胸を持ち上げる

❸吐く息で膝を左に倒し、吸う息で戻す

❹反対側も❸と同様に行う

❺❸❹を 5 回行う

3 完成ポーズを作る

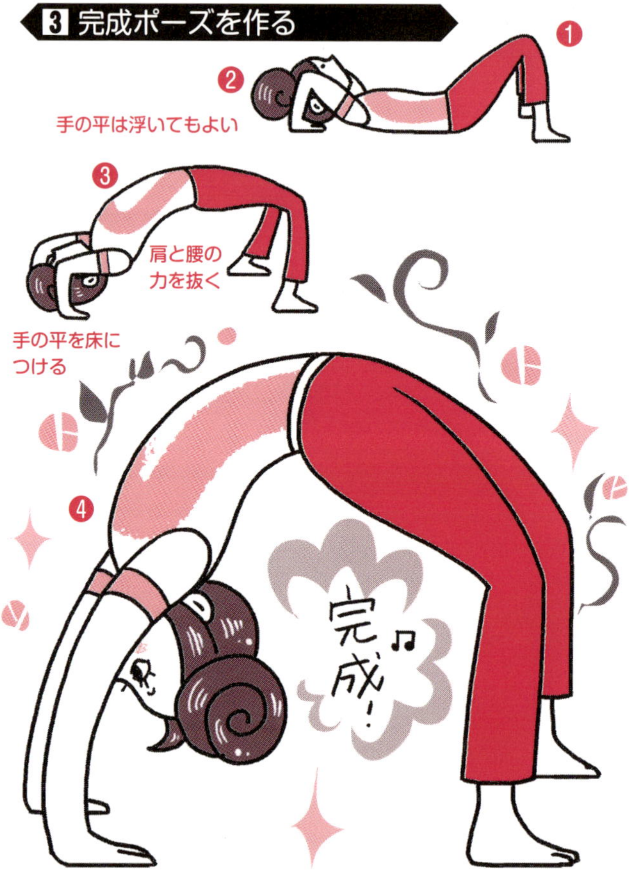

1
2
手の平は浮いてもよい
3
肩と腰の
力を抜く
手の平を床に
つける
4
完成♫
!

あごを出して口を開けると、肩が楽になり体を持ち上げやすい

❶あお向けになり、両膝を立てる

❷手を耳の横に置き、指先を足の方に向ける

❸吸う息であごを強く出して、頭と手足で体を支える

❹吐く息で、両手両足で床を押して頭を持ち上げ、保つ（3呼吸）

❺吐く息でゆっくり頭を床に下ろし、背中も床につけて休む

4 アレンジ1 ～台を使ってやりやすく

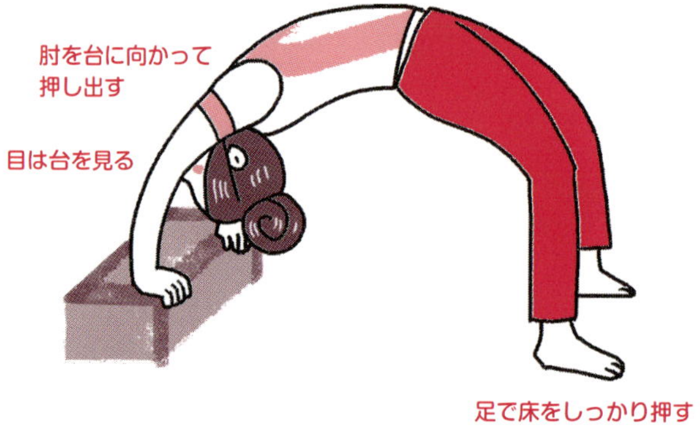

肘を台に向かって
押し出す
目は台を見る
足で床をしっかり押す

❶高さ約20cmの安定した台の近くに頭を置いて、あお向けになる

❷両膝を立て、台の端に手を置き、指先を足の方に向ける

❸肘を寄せ合い、吐く息で両手で台を押して肘を伸ばして保つ（3呼吸）

❹吐く息でゆっくり頭を床に下ろし、背中も床につけて休む

5 アレンジ２～壁を使ってやりやすく

❶あお向けになり、手首を壁に当てる

❷吐く息で、両手両足で強く床を押し、肘と膝を伸ばして保つ（３呼吸）

❸吐く息でゆっくり頭を床に下ろし、背中も床につけて休む

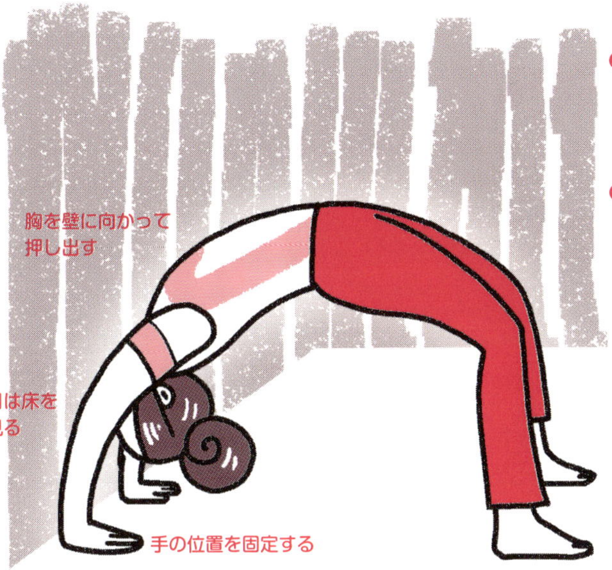

胸を壁に向かって押し出す
目は床を見る
手の位置を固定する

3 ポーズができないとき

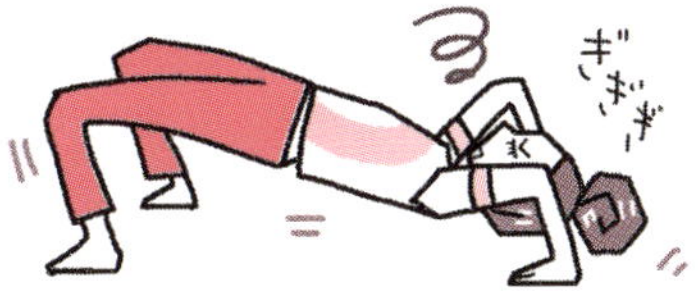

ぎぎぎー

- 首と肩に力が入りすぎていて、肘が伸びない
- あごを引いている

※ できない理由　腕の力だけで体を持ち上げようとすると、肩や首が緊張して肘を伸ばせません。あごを引いているときも首に力が入るので、うまくいきません。また特にアーチのポーズは、すべりやすいところで行おうとすると手足がこわばってしまいます。

！ できるようになるために　無駄な力を入れないようにするために、まずはイメージを整えましょう。床に置いたタオルの中央をつまんで持ち上げると、端がダラリと垂れます。中央（＝丹田）に力を集め、端（＝頭や手足）の力は最小限にするイメージを描きます。また、すべらない場所で行うことはすべてのポーズの基本条件です。

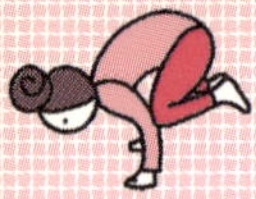

ツルのポーズ（バカー アサナ）

0 ポーズの意味

バランス感覚を鍛《きた》えるポーズです。ツルのポーズと似た原理で、「ポーズの王」とも呼ばれる頭立ちのポーズが作れます。てこの原理で重い脚を浮かせるので、ある程度の腹筋力が必要です。「転びそうで恐い」と思う人は、前方にクッションを置いて練習しましょう。

1 ポーズを作りやすくする動き

1 首を強化する

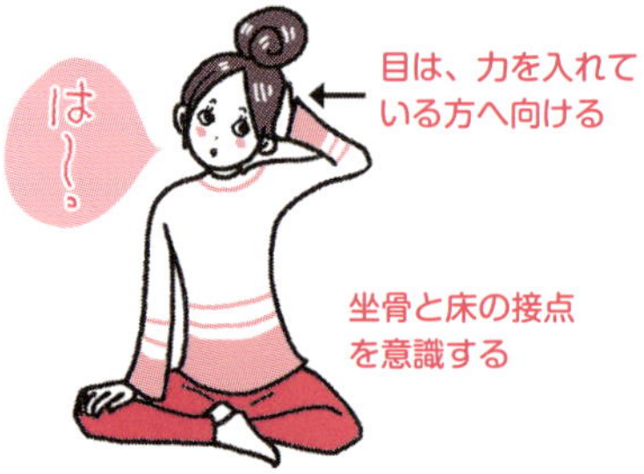
は〜っ
目は、力を入れている方へ向ける
坐骨と床の接点を意識する

❶あぐらをかいて背すじを伸ばし、左耳の上に左手を当てて、吐く息で頭と手を押し合う（5秒）

❷同様に、額や後頭部にも左手を当てて押し合う（5秒ずつ）

❸終わったら頭を軽く揺らしてリラックスする

❹右手でも同様に行う

2 バランス力を強化する

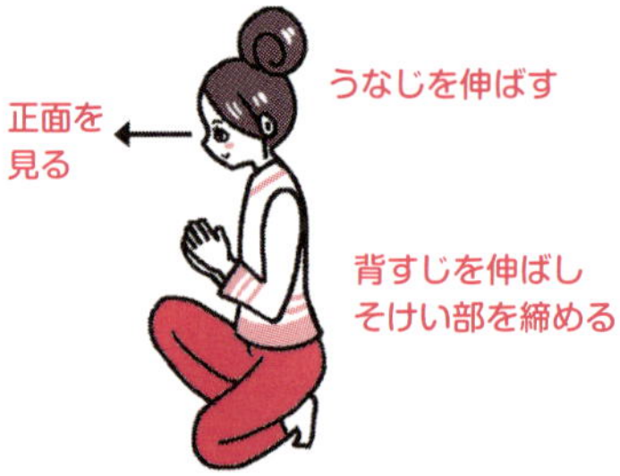
うなじを伸ばす
正面を見る
背すじを伸ばしそけい部を締める

❶正座から、膝を床についてつま先立ちになり、体を支える

❷胸の前で合掌して、右膝を床から浮かせてバランスをとる（5呼吸）

❸反対側も同様に行う

3 うなじを伸ばす（ライオンのポーズ）

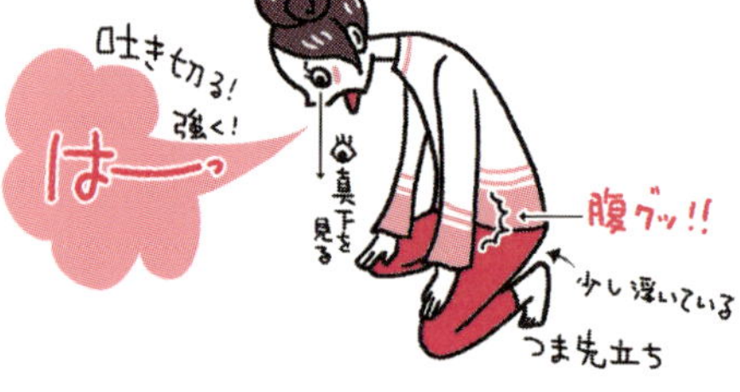
吐き切る!
強く!
はーっ
真下を見る
腹グッ!!
少し浮いている
つま先立ち

❶2❶の状態から、手を膝に置いて体を支え、吸う息で背すじを伸ばす

❷吐く息で手に体重を移動し、舌を思いきり出して息を吐き切る

❸吸う息でお尻をかかとの上に置き、❶の状態に戻る

❹これを3回行う

4 腕と腹筋を強化する

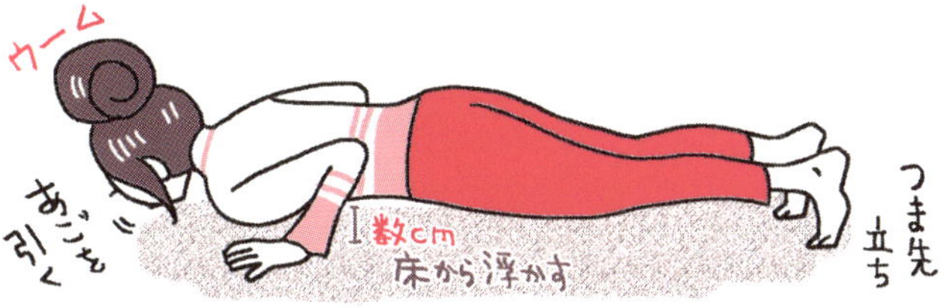

❶うつぶせになり、つま先を床につけ、手を胸の横に置く

❷両手で床を押して、全身を床から数 cm 浮かせる

❸喉と腹、肛門を締めて息を止める（3 秒）

❹吐く息で、体をゆっくり床に下ろす

❺これを 3 回行う

2 ポーズを作る動き

1 イメージを描く

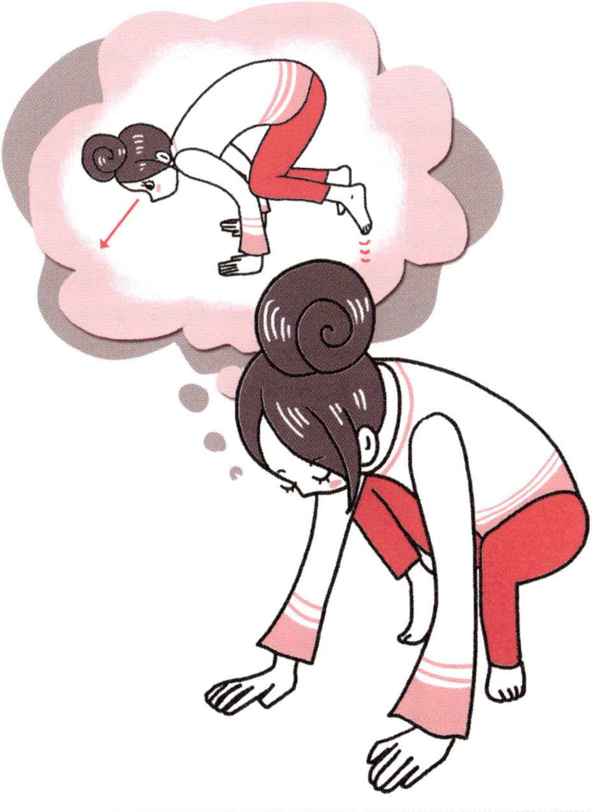

❶「鶴のポーズは、膝を上腕（肘より上）に乗せてバランスをとるポーズだ」とイメージする

❷頭の方へ少しずつ重心を移動させて、静かに脚を浮かせる流れをイメージする

❸背すじが伸びたままで、重心が頭の方へしっかり移動したイメージを描く

2 背中を伸ばす（イヌのポーズ）

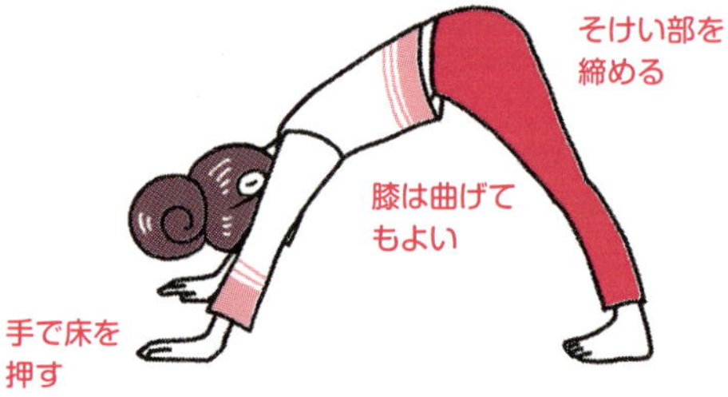
そけい部を
締める
膝は曲げて
もよい
手で床を
押す

❶四つんばいでつま先立ちになる

❷吸う息で尻を斜め後ろに持ち上げる

❸腕から背中にかけて伸びているのを感じる（3呼吸）

3 手を固定する

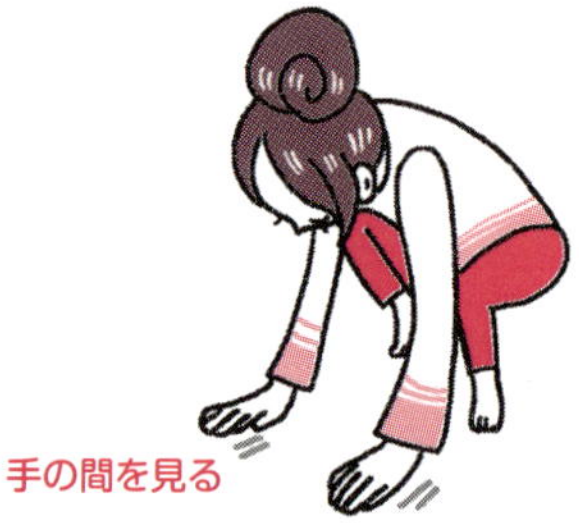
手の間を見る

❶四つんばいでつま先を立て、膝を浮かせる

❷膝を上腕（肘より上）に押し当てる

❸手の指をしっかり開き、床をつかむようにして腕を固定する

4 腕を固定する

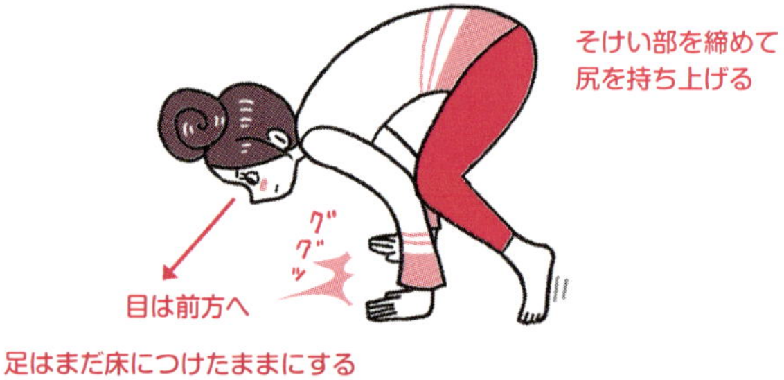
そけい部を締めて
尻を持ち上げる
ググッ
目は前方へ
足はまだ床につけたままにする

❶両手の位置を固定したまま、尻を後ろに引いて背中を伸ばす

❷重心を頭の方へ移動する

5 重心を頭の方へ移動する

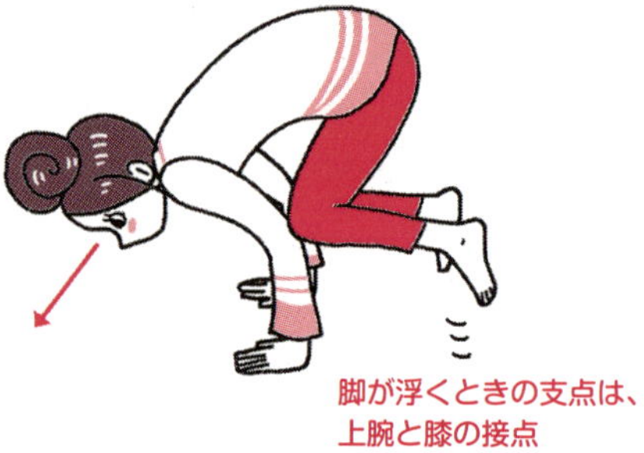
脚が浮くときの支点は、
上腕と膝の接点

❶上腕と膝の接点が固定しているのを確かめる

❷吐く息で、あごを強く出し斜め前の床を見る

❸重心が頭側へ移ることで、自然に足が浮くのを待つ

6 完成ポーズを作る

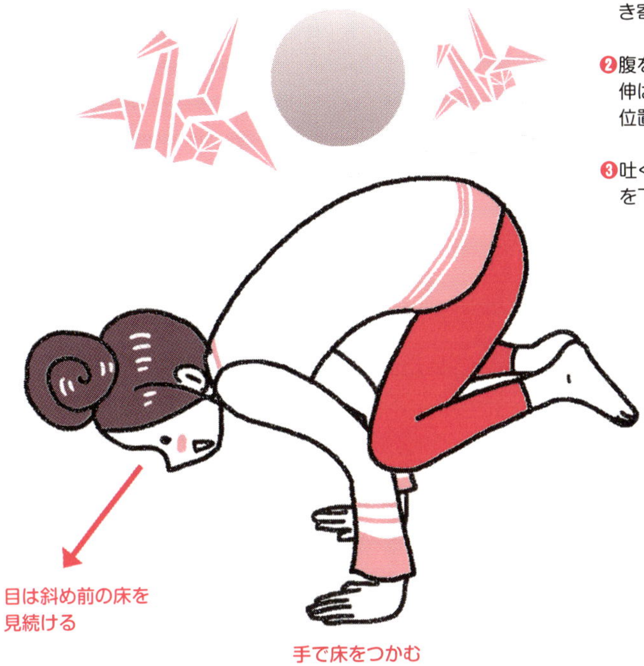

❶かかとを尻の方へ引き寄せる

❷腹を強く締めて肘を伸ばし、上体を高い位置で保つ(2呼吸)

❸吐く息でゆっくり足を下ろして、休む

6ができない人は、5の❸を3呼吸行って終わりとする

3 ポーズができないとき

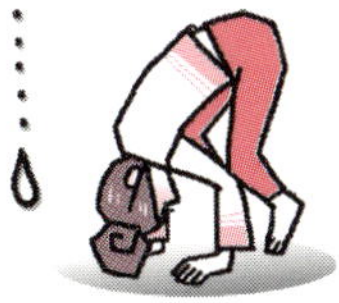

- 重心の移動ができない
- あごを引いて行っている

※ できない理由 ツルのポーズはバランスポーズです。そのことをあらかじめ理解しないと、脚が上がりません。そして背中の筋肉が硬いと重心移動がうまくいきません。また、腹の力が弱いと全身の筋肉がしっかり働くことはできませんから、腕を固定するためには丹田《たんでん》の強化が必要です。

! できるようになるために イメージを豊かに描き、重心をスムーズに移動してバランスをとりましょう。そのためには首、腕、腹を強化して、頭と足先を意識します。またツルのポーズと名前が付いているので、ツルの脚(=ポーズのときの腕)はできるだけ長く肘《ひじ》を伸ばします。かかとを尻の方へ引き寄せると、上体を高い位置で保ちやすくなります。

くつろぎのポーズ（シャバ アサナ）

0 ポーズの意味

人は昼に活動して夜に休みますが、ヨガのポーズも同じように作ります。筋肉や神経をたくさん働かせた後は、必ず最後にくつろぎのポーズを行ってリラックスしましょう。また疲れているときなど、このポーズで呼吸に集中すれば、数分間の実践でも神経のバランスが整い、疲労回復の効果があります。

1 ポーズを作りやすくする動き

1 下半身の緊張をとる

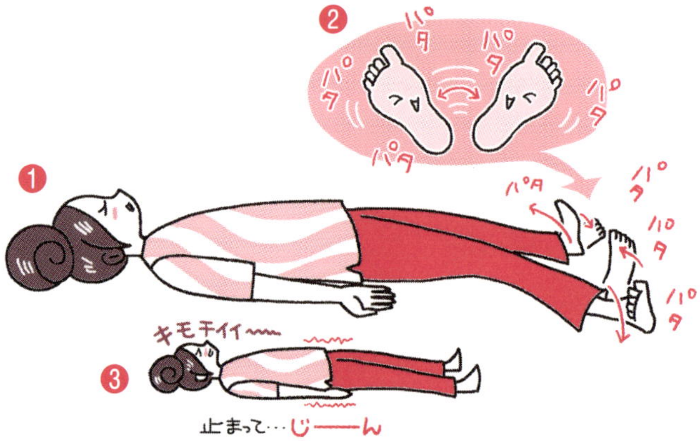

②
パタ
パタ
パタ
パタ
パタ
①
パタ
パタ
パタ
パタ
キモチイイ〜
③
止まって…じーーん

❶あお向けになり、足を腰幅に開く

❷かかとを支点に足先を内へ、外へとパタパタ動かす（30 秒）

❸動きを止めて、腰や腹の気持ちよさを味わう

足は「バタバタ」と強くではなく、「パタパタ」と軽く小さく動かす

2 背中の緊張をとる

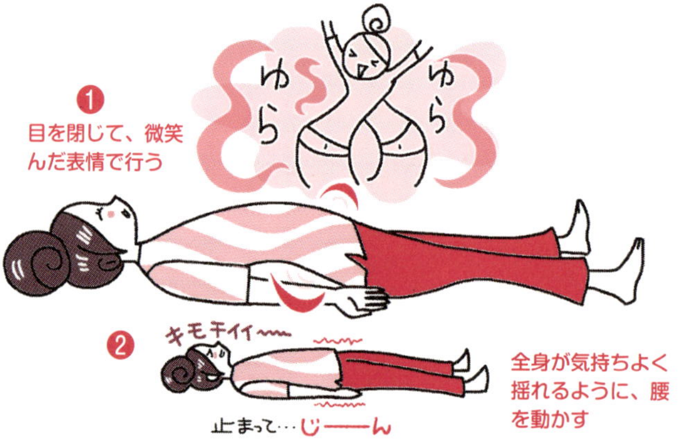

ゆら
ゆら
①
目を閉じて、微笑んだ表情で行う
②
キモチイイ〜
止まって…じーーん
全身が気持ちよく揺れるように、腰を動かす

❶あお向けになり、腰をユラユラと左右に揺する（30 秒）

❷動きを止めて、背中の気持ちよさを味わう

3 全身の緊張をとる

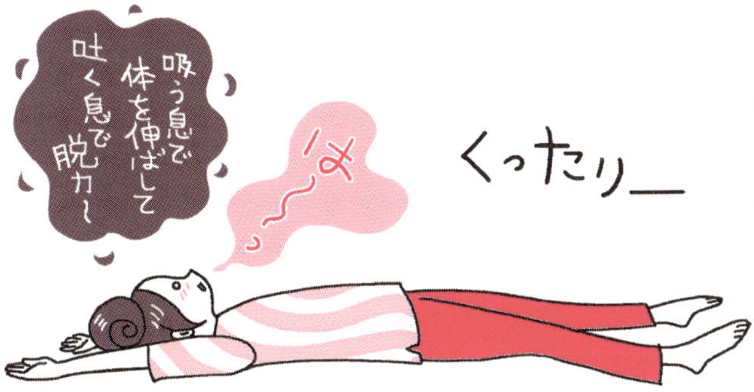
吸う息で体を伸ばして吐く息で脱力〜
はぁ〜〜っ
くったり—

❶あお向けになり、手を頭の方へ伸ばす

❷吸う息で両手と両足を強く伸ばす

❸吸いきって一瞬間《ま》を置き、吐く息で脱力する

❹これを３回行う

2 ポーズを作る動き

1 楽な手の位置を決める

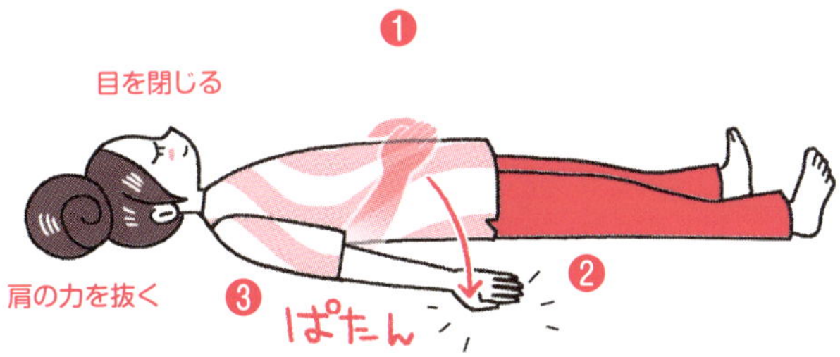
目を閉じる
肩の力を抜く
ぱたん

❶あお向けになり、手を腹の上に置く

❷肘を床につけて、手の甲をパタンと床に落とす

❸脇は握りこぶし１個分くらいあける

2 楽な足の位置を決める

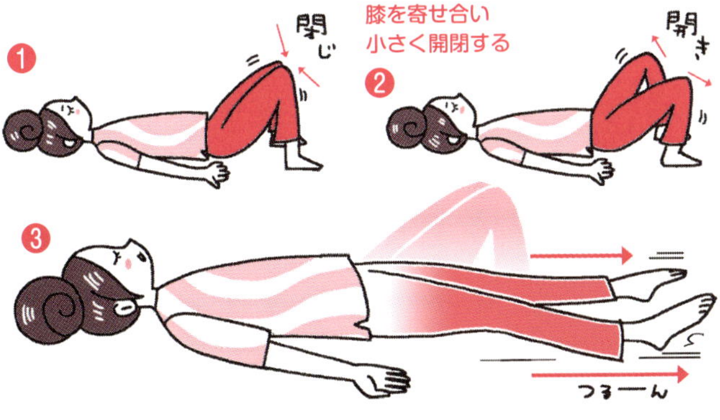
閉じ
膝を寄せ合い
小さく開閉する
開き
つるーん

❶ 1 ❸の状態から、膝を立てる

❷膝の開閉を小さく10回行う

❸かかとを滑らせて膝を伸ばす

3 心をリラックスさせる

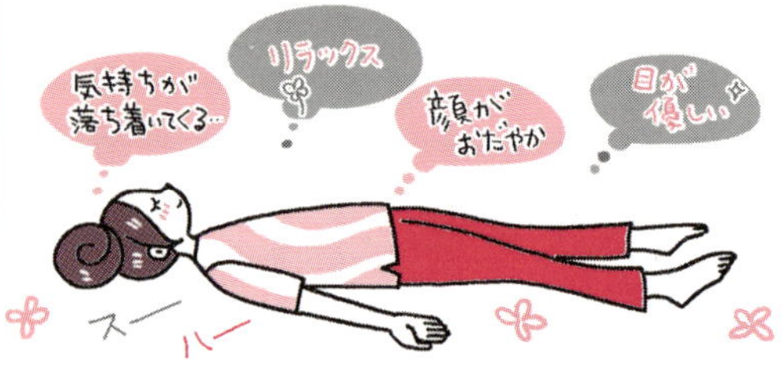

❶ゆったりと深く呼吸する

❷心の中で「リラックス」「気持ちが落ち着いている」とくり返す（1分）

❸心の中で「目が優しい」「顔が穏やか」とくり返す（1分）

4 体をリラックスさせる

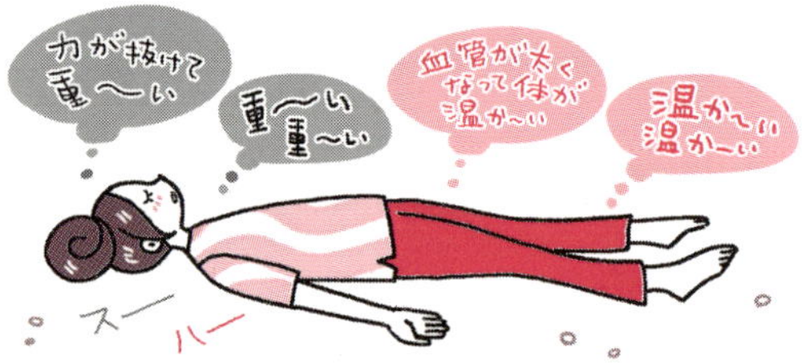

❶心の中で「力が抜けて重ーい」「重ーい　重ーい」とくり返す（1分）

❷心の中で「血管が太くなって体が温かーい」「温かーい　温かーい」とくり返す（1分）

5 穏やかに目覚める

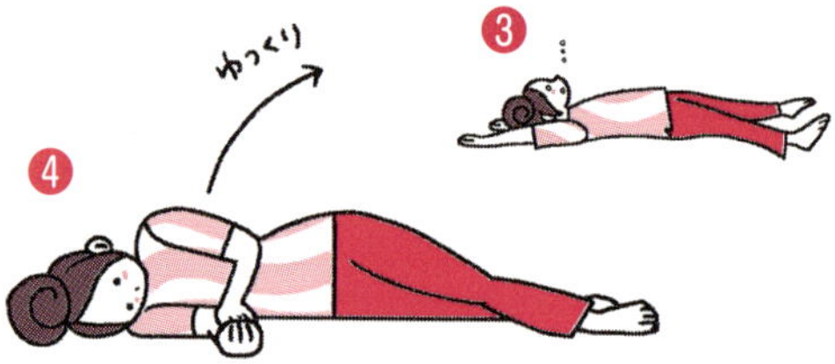

❶頭がはっきりしているとイメージする

❷手や足の指をモゾモゾと動かす

❸吸う息で両手両足を上下に伸ばし、一瞬間《ま》を置き、吐く息で脱力する

❹寝返りを打って横を向き、手を使ってゆっくり起き上がる

3 ポーズができないとき

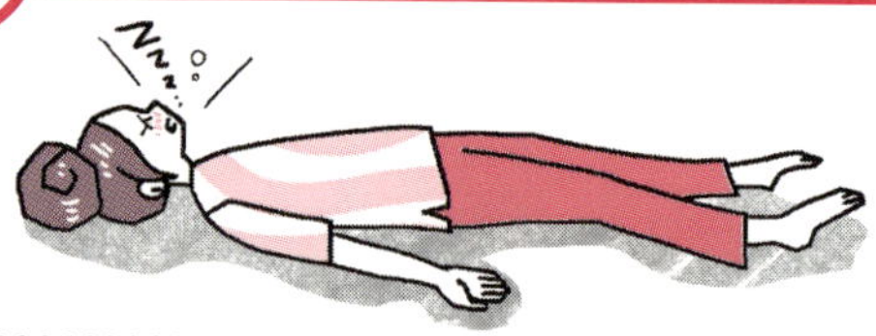

● 寝てしまう

● あれこれ考えごとをする

※ できない理由　寝てしまったり、他のことを考えたりすると、くつろぎの暗示効果がうすれてしまい、深いリラクゼーションに到達できません。

! できるようになるために　体の感覚をしっかり感じることは、集中力を高める練習になります。また、筋肉と脳を休めれば神経が整い、リフレッシュします。深いリラクゼーションへの到達を目指して、集中して行いましょう。

第3章

ヨガの動きを日常に取り入れよう

ヨガのポーズを練習していると、体に入っていた無駄な力が抜けてリラックスすることが上手になりますが、この章では、ヨガでつかんだリラックスのコツを日常の動きで生かす方法について解説します。

＊　＊　＊

ところで私は、日常の動きについて考えるときに、よく「がい骨」の模型を使っています。

がい骨には筋肉や腱《けん》がないので、あちこちの骨が何にも妨《さまた》げられず楽に動きますし、安定した形が見つかればいつまでも座っていられますが、少しでもバランスが崩《くず》れればその場で倒れてしまいます。このことから、私たちの体は、姿勢が悪いと倒れないようにするために、筋肉が緊張して支えていることがわかります。

「がい骨が踊るような自由な動き」、「楽であることや軽さ、気持ちよさが感じられる動き」を目指して、日常の動きを見直してみましょう。

第1節

よい姿勢とはどんな姿勢？

筋肉ではなく骨で体を支えよう

私の考える「よい姿勢」とは、安定していて疲れにくい姿勢のことです。そしてまっ先に思い浮かぶ人は、優秀なホテルマンやデパートのベテラン店員さんです。彼ら、彼女らは誰が見ても姿勢がよくて身のこなしもスッキリしていますが、逆に言えば姿勢がよいからこそ長時間立ち続けることができ、また優れた接客ができるのだと思います。

「よい姿勢」というと、ほとんどの人は小学校で教わった「気をつけ」をイメージするでしょう。しかし私たちは、生活の中で気をつけの姿勢でいることはほとんどありません。

歩いたり立ったり、イスに座ったり中腰《ちゅうごし》になったり、しゃがんだりと、状況に応じてさまざまな姿勢をとります。夜になれば布団に寝転び、寝ている間は無意識のうちに寝返りを打つでしょう。そんな中で常に気をつけの姿勢を意識して維持することは不自然ですし、また不可能です。

そう考えると「よい姿勢」とは、単に体を棒のようにまっすぐにすればよいというものではなく、そのときどきの状況に応じて疲れないように工夫した、洗練された体の使い方を指すことになります。

ところでヨガ的な「よい姿勢」といえば、それはまさに「気持ちよくポーズを作っているときの姿勢」でしょう。私たちが気持ちよく動いているとき、体を支えているのは筋肉ではなく骨です。言い換えれば骨で支えるからこそ、私たちは軽やかに、楽に動くことができるのです。

そもそも骨の役割は体を支えることであり、筋肉の役割は骨を動かすことなの

図3-1　疲労をリセットする姿勢

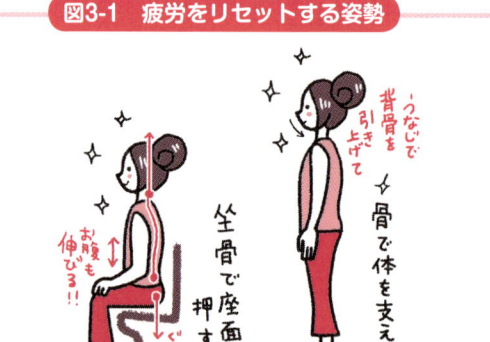

背中や腰がつらくなってきたら、背すじを伸ばします。つらくなるということは筋肉が縮んできている証拠ですから、早めに対処しましょう。

図3-2　掃除をするときも「よい姿勢」で

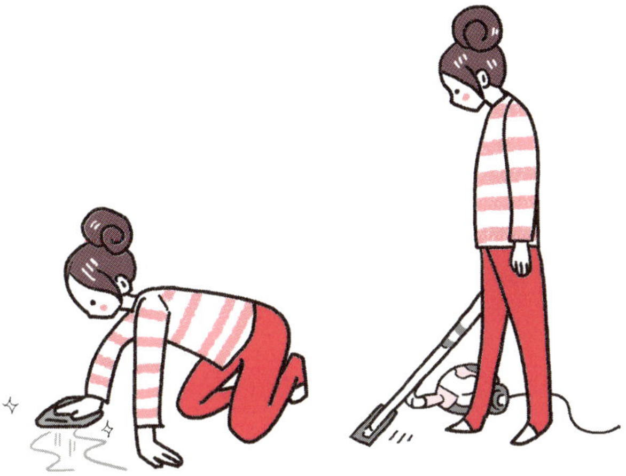

床を拭くときは、①そけい部を締めて腹で上体を支えること、②肋骨を骨盤から引き離すことがポイントです。そけい部を締めると、腹の奥の腸腰筋という大きな筋肉が締まって腰が安定し、背すじが自然と伸びます。掃除機を使うときはホースの柄を長くするなどして調節し、前かがみにならないように背すじを伸ばします。

です。ですから、筋肉の力だけで体を支える姿勢は、負担がかかりますし、疲れが出やすいのです。ちなみに私の考える「悪い姿勢」は「よい姿勢」の正反対で、不安定で疲れやすい姿勢のことです。

悪い姿勢をくり返していると、その積み重ねは体をアンバランスにして痛みや疲労を招きますが、現代人の悪い姿勢の典型といえば、なんといっても猫背で行うデスクワークでしょう。

人間の頭の重さは成人で5kg前後と言われていますが、下を向く作業の多いデスクワークでは、その重い頭を支える首や肩、腰が特に疲れやすくなります。その上で、猫背という、背骨や骨盤を痛めつける姿勢を維持していれば、体にかかる負担は相当なものです。

疲労の蓄積を避けるためにも、骨で体を支える時間を積極的にとりましょう。骨で体を支えていると、その間は筋肉は緊張から解放されて楽になります（**図3-1**）。1時間に1分でもこの姿勢になれば、不快な疲労感の蓄積をリセットできます。

またこの際、動くときのクセも見直してみましょう。パソコンのキーを強打したり、必要以上の筆圧で字を書きなぐる人がいますが、そういう人は手指や肘《ひじ》、肩に疲れがたまっています。部分的な緊張は雪崩《なだれ》のように全身に広がって不快な疲労を呼び起こすので、小さな力で済む仕事はできるだけ小さな力で行って、筋肉を無駄な緊張や負担から解放するとよいでしょう（**図3-2**）。

第2節 体を大切にした立ち方・座り方

首と腿の裏側を上手に使おう

イスに座る瞬間、その座り方について意識したことがありますか。

おそらくほとんどの人は、イスから立ったり座ったりすることを何気なく行っていると思いますが、「体を大切にした立ち方・座り方」を意識的に実践すれば、首、肩、腰、膝《ひざ》の負担が激減して、体の感覚がとても楽になります。

一度この楽な感覚を味わうと、それまでいかに体のさまざまな部分が緊張していたかがわかります。中でも首、肩、腰、膝は全身に大きな影響を及ぼすところですので、これから紹介する立ち方・座り方をぜひ実践して楽になりましょう。

では最初に、動くときの原則を確認します。動くときには、

①骨でバランスよく体の重さを支えている感覚

②動くたびに背骨が伸びる感覚

を大切にします。たとえばまっすぐ立つときには、体のあちこちの力みを丁寧《ていねい》にとって、最小限の力で立ちます。上体の角度も、前や後ろに傾けたりして、体の負担がフッと軽くなる一番楽な角度を見つけましょう。

そして、体の重さを引き受けている足の裏を意識します。床を押すよ

図3-3 体を大切にした座り方

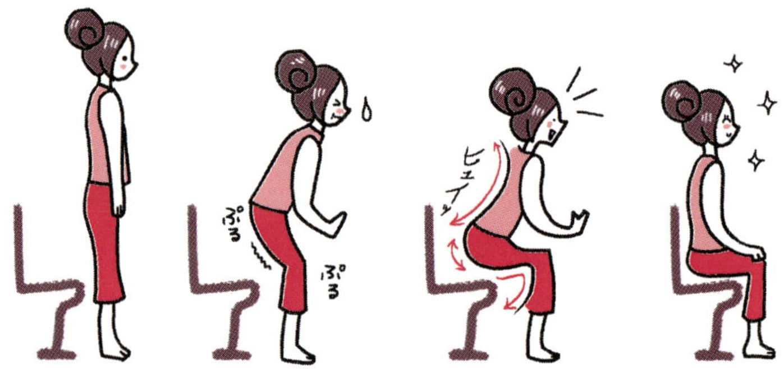

①イスの前に立ちます。

②お尻をイスの座面にゆっくり下ろしながら、腿の裏側で体を支えます。

③お尻が座面に着く直前にお尻を突き出して、首を伸ばします。

④お尻をそっと座面に乗せます。

図3-4　体を大切にした立ち方

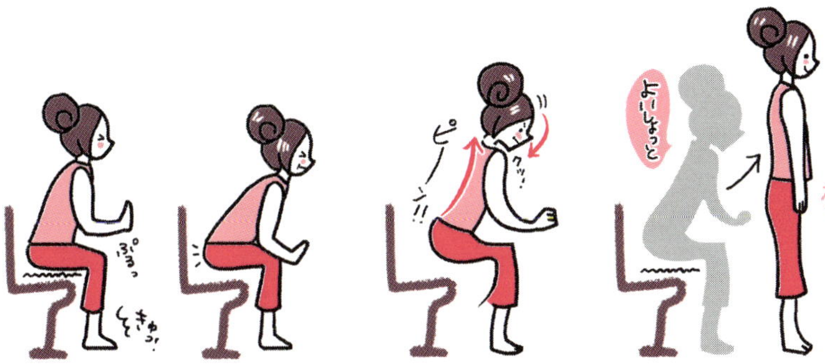

①首を伸ばし、上体を少し前に倒して、足で床を押して腿の裏側を意識します。

②さらに上体を前に倒すと、お尻が座面から少し浮きます。

③あごを引いて、腰から背骨が伸びている感覚を味わいます。

④背骨を伸ばして脚（特に腿）の力で立ち上がります。

うに立つことで、床からはね返ってくる力を感じて、その力が背骨や首をスッと伸ばしてくれる感覚を見つけましょう。イスの座り方と立ち方を**図 3-3**、**3-4** に示しましたので、試してみてください。

これらの手順で数回立ち座りを行ってから、ふだんの自分の立ち座りとの違いを確かめてみましょう。

たとえば、座るときにお尻をドスンと座面に落としていた人は、座った瞬間に首が縮まっていた感覚に気づくはずです。体に強い衝撃が走れば、背中は緊張して丸くなります。背中がいったん丸くなると、そこから改めて背すじを伸ばすということはなかなか難しいのです。

また立つときに、脚の力を使わず首や肩、膝に力を入れて立とうとすると、体のバランスが崩れます。

立つことや座ることなど、大きな力が必要な動きにおいて、主に使うべきは脚や腰などの大きな筋肉です。首や肩、膝などの小さな筋肉は、大きな動きをいつでも微調整できるように、リラックスして緩《ゆる》んでいる状態が理想です。

ふだんとは違う動きを意識的に行うと、自分のクセを自覚して悪いところを改善しやすくなります。体の構造に合った自然な動き方を身につけて、首や肩、腰、膝の不調を改善していきましょう。

第3節

疲れない歩き方＝かっこいい歩き方

意識を変えて歩き方を改善しよう

俳優やモデルの歩く姿を見て「かっこいいな」「きれいだな」と感じたことは誰にでもあると思います。彼らがかっこよく見えるのは「人に見られる」ことを常に意識しているからでしょう。街などで人が振り返ったり、大勢の人に見つめられることを意識していれば、一般の人でもスッと背すじが伸びて颯爽《さつそう》とした歩き方になってきます。

逆に「どうせ自分なんて誰にも見られていないし、気にもされていない」という気持ちで歩くと、あごが出て背中も丸くなり、足音もドタドタと重くなるでしょう。

「歩き」とは筋肉の働きによって生まれる動きですが、筋肉だけを意識していてもかっこいい歩き方にはなりません。むしろ**「骨」で歩くイメージを描きましょう。ひと言で言えば「がい骨が軽やかに歩く」イメージが理想的です**（**図 3-5**）。

図3-5　理想はがい骨のイメージ

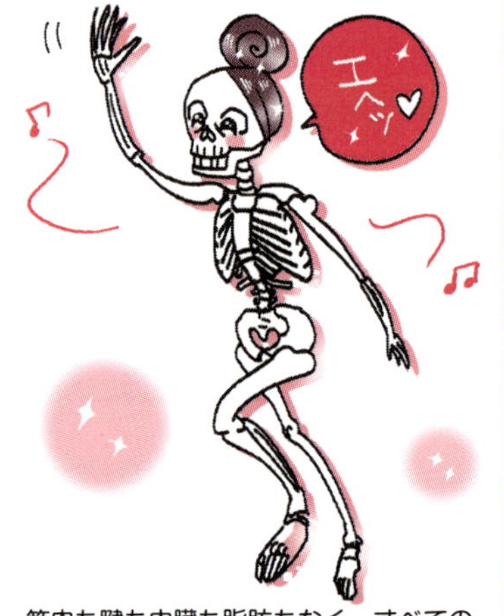

筋肉も腱も内臓も脂肪もなく、すべての制約から解放されたがい骨が歩くイメージは、颯爽として気持ちよさそうです。

それでは試しに「かっこいい歩き方」を練習してみましょう（**図 3-6**）。モデルがウォーキングの練習をするときに、頭の上に本を乗せて歩く方法がありますが、本を乗せなくても頭を上に持ち上げるようにすれば同じような姿勢になります。鏡で見て確認しましょう。

脚の使い方ですが、股関節《こかんせつ》から脚が振り子のように前後に振れるイメージで歩きます。膝《ひざ》はロックせずに楽にしましょう。足首や足の甲の力も抜いて、重さにまかせて垂らします。がい骨さんの軽やかな歩きを体現しましょう。

足はかかとから床に着きますが、そのとき体重を足の裏にしっかり乗せます。そして足首の力をフッと抜いて、かかとから床を離れます。

ここで、つま先で床を蹴らないように気をつけてください。つま先で床を蹴る歩き方は、雨降りのときにふくらはぎに泥がはねる歩き方その

図3-6　かっこいい歩き方のポイント

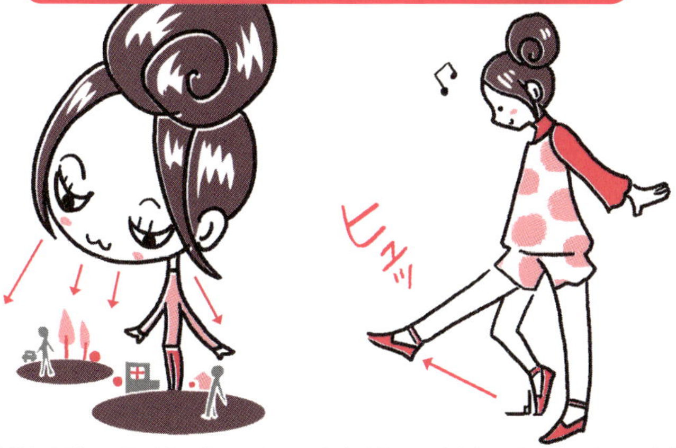

頭を高く持ち上げて、目は高いところから下を広く見下ろすように見ると、うなじと背骨が伸びます。また、足首や足の甲の力が抜けていれば、膝下が前へ出たときに足の甲が床に対して垂直になります。左右の足の甲が、前方でヒュッヒュッと風を切るイメージで歩くとよいでしょう。

ものです。泥がはねない歩き方が、かっこいい歩き方につながります。つま先はまっすぐ前へ向けるのが基本ですが、ほんの少し外側に向ければ力強い歩き方になります。

腕の状態も振り子を意識して、重さにまかせて楽に垂らしましょう。うなじで背骨を引き上げるようにすることと、頭を上に持ち上げる感覚を大切にしてください。

内股《うちまた》や外股といった歩き方のクセは、原因として股関節の硬さが考えられます。また、歩くときに肩がやけに揺れたり、歩く姿がなんとなく不自然に見える場合も、全身の硬さやつながりの悪さが大きく関係しています。

全身をまんべんなく緩めると、かっこいい歩き方が自然とできるようになります。また全身がうまくつながるので、かっこいいだけでなく、疲れにくくもなるのです。

小学生ぐらいの子どもたちは、全身のつながりがよく柔らかく、歩く姿もきれいでイキイキとしています。しかし大人になるとほとんどの人が「ただ何となく」歩いてしまうようです。同じ歩くのであれば街で振り返られるような、きれいでかっこいい歩き方をしてみたいものです。

コラム

丹田と体、心のこと

『角川漢和中辞典』で丹田《たんでん》の「丹」の字を調べたところ、「赤色の土」という意味がありました。またこの字には「真心」という精神的な意味もあるそうです。

そこで改めて「丹田」という言葉を考えると、文字通りには「赤の田んぼ」、つまり腹に満ちた血の海ということになるのでしょうか。

ちなみに私のイメージでは、丹田とは「命のおおもと」、「人間性の基本となる場所」という意味を持った特別なエリアなのだと思います。

一方、私の学んだ沖ヨガでは、「丹田」は「仏性《ぶつしょう》（＝仏のような尊い心）」と密接に関係した場所だと考えていました。丹田を鍛えることが仏性の向上につながるとして「丹田力強化法」を頻繁に行っていました。これはインドのヨガとはまったく別の訓練法で、沖先生が日本の禅の発想を取り入れながら独自に開発したものです。

カエルの動きや金魚前進といった、動物の動きからヒントを得たメニューを精力的に行って、丹田の強化を目指しました。動きの中で丹田を意識的に使えるようにし、同時に精神のトレーニングとしても役立てようとしたのです。

沖先生はよく、「体だけ磨いても仕方がない、心も一緒に磨きなさい」「（強化法の動きは）できなくてもいいが、やろうとする心構えが大事なんだ。心が動けば体が変わるんだよ」と常々言っていました。受講生たちは、先生の言葉に背中を押されながら心身の強さを養って、行《ぎょう》法《ほう》（沖ヨガの講座）が終了するころには、道場に来た当時とは別人のような顔つきで颯爽《さつそう》と道場を後にしていました。

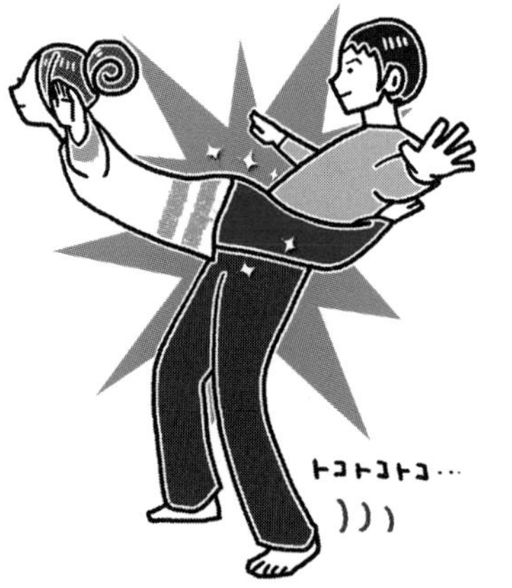

「飛行機」という丹田強化法です。

第4章

瞑想もやってみよう

✦

瞑想《めいそう》になじみのない人にとっては、瞑想とはいかにも時間の無駄といった感じがしたり、また「わけのわからない修行だ」という印象を持っているかもしれません。私たちは役に立つことや、わかりやすいことが大好きですし、そのこだわりは今日の社会にさまざまな便利な機能をもたらしてきました。

その一方、日本の禅宗《ぜんしゅう》では昔から「現世利益《げんぜりやく》を追いかけるな」と教えてきました。これは私の解釈では、「目先の役に立ちそうなことばかり追いかけていても、結局は薄っぺらな成果しか得られない。むしろ、意味のなさそうなことや役に立たないと思われることの中に、深くて大きなエネルギーが潜《ひそ》んでいる」ということではないかと受けとめています。実際、瞑想という修行の中からブッダや達磨《だるま》大師といった世界的にも偉大な人物が生まれていますし、日本でも数多くの名僧を輩出しています。

＊　＊　＊

ヨガは古来インドでは「yuj（ユジュ）」と呼ばれ、日本ではそれに「結」の字をあてていました。「結」とはつまり異なるものを結ぶこと、調和させることです。私たちは、自らの心身の調和や、自分とまわりの環境との調和など、さまざまな調和によって生かされていますが、瞑想を通してヨガの本質である調和をより深く感じることができれば最高でしょう。

第1節 自分を好きですか

潜在意識から自分を変える

水野ヨガ学院の入会申込書には「なぜヨガを始めようと思ったのですか」という質問項目を設《もう》けています。以前は「運動不足だから」という回答がほとんどでしたが、最近では「ヨガを学びたいから」と書く人も増えてきました。

ただ、「体をよくしたい」と書く人はたくさんいるのですが「心をよくしたい」と書く人は不思議と皆無《かいむ》です。**心と体はお互いにバランスをとって働くものなので、心のあり方をよくすることで体のあり方もあわせて改善されます。**そして心を整えるためには、瞑想《めいそう》は素晴らしい訓練法です。

ですから本書でも、体やポーズの話だけでなく、心や瞑想についてぜひお話ししたいのですが、瞑想の実践法を解説する前に、まずは「心」のしくみについて少し触れておきたいと思います。

私たちが一般に「心」と呼んでいるものは、「（顕在《けんざい》）意識」と「潜在意識」という二つの部分からできていますが、その成り立ちは、海に浮かぶ氷山《ひょうざん》に似ています（**図4-1**）。

私たちは生まれた瞬間から死ぬ瞬間まで、目や耳や鼻、舌、肌からさまざまな情報をキャッチし続けますが、それらはもれなく潜在意識の中に蓄積されていきます。その一部がたまたま今、意識として表に出ているのです。私たちは、意識こそが自分の言葉や行動を作り出しているように見えますが、そのおおもとにあって**意識を作り出しているのは潜在意識なのです。**

極論すれば、私たちが四《し》六時中《ろくじちゅう》マイナスの情報をインプットしていれば、私たちの意識はどんどん暗くなります。逆に、いつもプラスの情報をインプットしていれば、私たちの意識は影響を受けて明るくなるのです。

そんな、思いのほか大き

図4-1　顕在意識と潜在意識の成り立ち

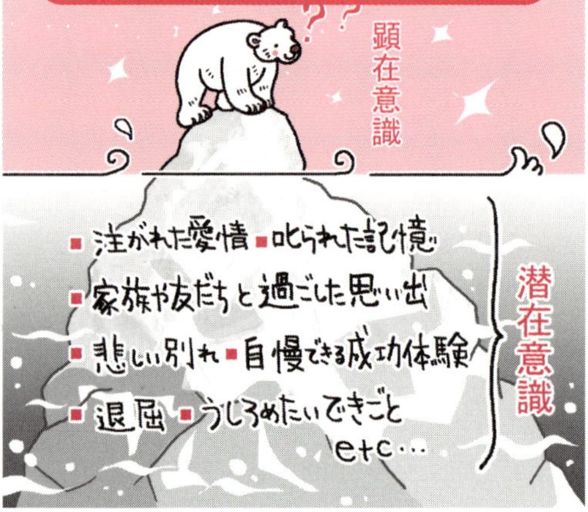

顕在意識
潜在意識
■注がれた愛情 ■叱られた記憶
■家族や友だちと過ごした思い出
■悲しい別れ ■自慢できる成功体験
■退屈 ■うしろめたいできごと
etc…

な潜在意識の力を利用した訓練法として、イメージ・トレーニングがあります。これは、理想のイメージをくり返し思い描いて実現しやすくする練習法です（P.19）。

このように見てきますと、ある情報を確実に潜在意識に根付かせるポイントは「くり返し」であることがわかります。自己暗示の法則を発見して広めたエミール・クーエも、そのコツは**「くり返すこと、簡単であること、頑張らず淡々と行うこと」**と説いています。

図4-2　潜在意識から自分を好きになる

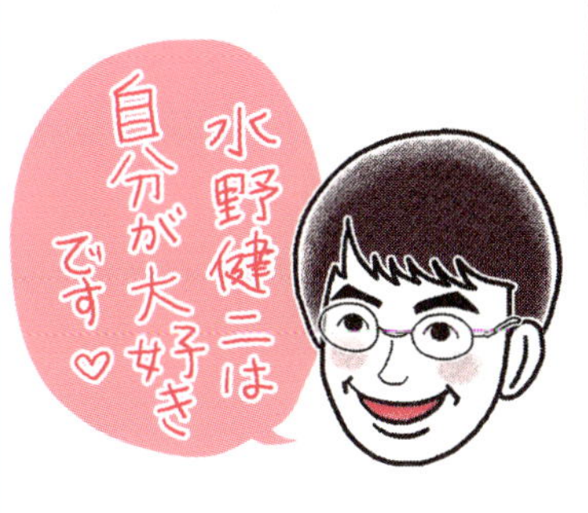

誰が誰を好きなのかを明確にするために、自分の名前を入れて「大好きだ」「大切だ」と宣言します。そして、熱心にではなく淡々とくり返すのが決め手です。

ところで、世の中には「自分のことが嫌い」という人が意外と多くいるようです。目立つことはしたくないし、話しかけられるのも苦手、写真に撮られるのも嫌だという人がいます。しかし、この「嫌」というイメージをくり返し感じたり口にしていると、潜在意識は「嫌」な状況を招く言動を選ぶようになります。

私たちの意識には理性が働いているので、善悪の判断に基づいて言動を選びます。しかし潜在意識はコントロールがきかないので、ときとして言動が妙な方向に暴走するおそれがあります。ですから、いつも心穏《おだ》やかによい気持ちで生きていきたいのであれば、潜在意識の中にあるマイナスのイメージをできるだけ少なくしていくことが大切です。

そのための第一歩として、私は「自分を大好きになること」を提案したいのです（**図 4-2**）。**自分が自分を大好きであれば、潜在意識は自分を傷つけたり、損をさせるような言動を選ばない**からです。

もう一つ大切なことは、「自分が大好き」というメッセージに対する潜在意識からの返事を、期待せずに待つことです。

そもそも瞑想は、目的や利益を願わず無心で行うものとされてきました。過剰《かじょう》な期待をせず、「自分が好き」とくり返し心に描き、答えを淡々と待つ――まずはこんな練習から始めてみるとよいかもしれません。

第2節 目的意識を捨てる

「あるがまま」って何だろう?

あるとき学院に、男尊女卑的な感情の強い男性がレッスンを受けに来たことがありました。そして「オレは男だ、女には負けられない」と言いながら、強引に前屈のポーズを作ろうとしました。

その人は汗だくになり、足腰が痛いと悲鳴を上げたりしてしばらく大騒ぎしていましたが、結局ギブアップしました。それきりその人は学院に姿を見せていません。

ヨガはスポーツではありませんし、また他人と競うためにやるものでもありません。**ヨガの時間は老若男女すべての人にとって、自分の心と体が静かにお話しをするための時間なのです。**

つまり、体の力を抜いて気持ちよさを味わったり、ポーズを作るプロセスに集中して、自分自身と向き合うのです。心と体が対話しながらポーズを作ることで、ふだんはチグハグになりがちな心と体が協力し始め、調和して、穏《おだ》やかで集中したリラクゼーションを味わうのです。そして、ふだん自分をがんじがらめにしている義務感や欲望をどんどん、どんどん小さくしていって、その中で「あるがまま」の状態を一瞬でも感じられれば最高だと思います。

ところで「あるがまま」とは、どのような状態を指す言葉でしょうか。みなさんは「あるがまま」という言葉から、何をイメージするでしょうか。

私は「あるがまま」という言葉を聞くと、義務感や欲望でがんじがらめになった「意識」がフッと消えて、大きな力や素晴らしい可能性を持った「潜在意識」がスッと現れたところを連想します。

私たちが暮らす社会では、「目的意識を明確にして、その目的に向かってひたすら努力すること」がよしとされています。水野ヨガ学院にも、「どうしてもやせたい」などの明確な目的を持った人が張り切って入会してきます。

「何が何でも目的を達成する」という強い信念を持つことは、素晴らしいことですが、その一方で私は「目的意識があれば何でもできる」とは考えていないのです。とりあえずヨガをするときは、強い信念はいったん脇《わき》に置いて、目の前のポーズを全身全霊で楽しんでほしいのです。そもそも目的を達成するためには、目の前のことを楽しむ姿勢が一番大切

図4-3　水野ヨガ学院のレッスン風景

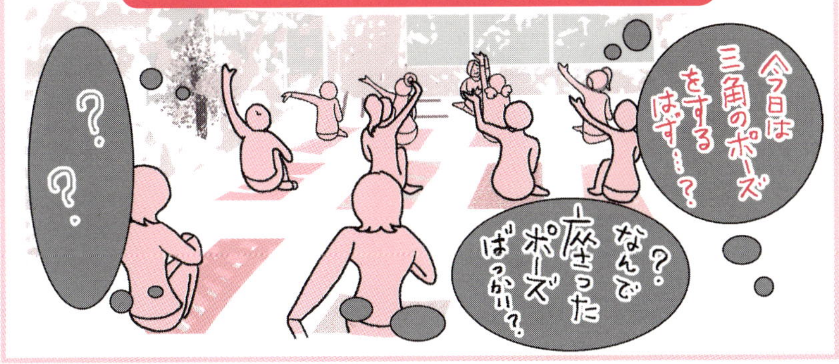

だと思っています。

目的意識が強すぎると自意識過剰になって、心身が緊張します。緊張した状態では実力を発揮しにくくなりますし、ものごとを達成できる可能性や成長ののびしろも小さくなってしまうのです。

ですから、たとえばヨガでやせることだけにこだわるのではなく、精神的な部分も含めて調子を整えることもヨガの目的の一つとして取り組んでみてはどうでしょうか。そうすれば、たとえ短期間で期待どおりやせなかったとしても、ヨガの素晴らしい効用である気持ちよさや疲労解消を実感しやすくなります。また、ヨガそのものを楽しむ余裕も出てくるでしょう。

そのうちにヨガがどんどん面白くなってきて、レッスンで習ったポーズを家で復習したり、生活の中で呼吸法を活用するかもしれません。そういうイキイキとした流れの中にいると、「やせる」という当初の目的はいつの間にか達成されているものです。

ところで、私がヨガ指導をするときは、いきなり目標のポーズを作るということはほとんどしません。そのかわりに、目標のポーズとは何の関係もないような準備運動的な動きを、時間をかけていくつも行います（**図 4-3**）。なぜなら**ポーズを気持ちよく作るためには、頭のてっぺんから足の先まで、全身がなめらかにつながっていることが大切**であり、そのためには全身を日ごろの緊張から解放して、気持ちよくほぐしておくプロセスがどうしても必要だからです。

学院の受講生がよく「レッスンで先生と一緒にやったときはポーズができたけど、家で復習したらできな

図4-4　ポーズが自然にできた瞬間（例：開脚前屈のポーズ）

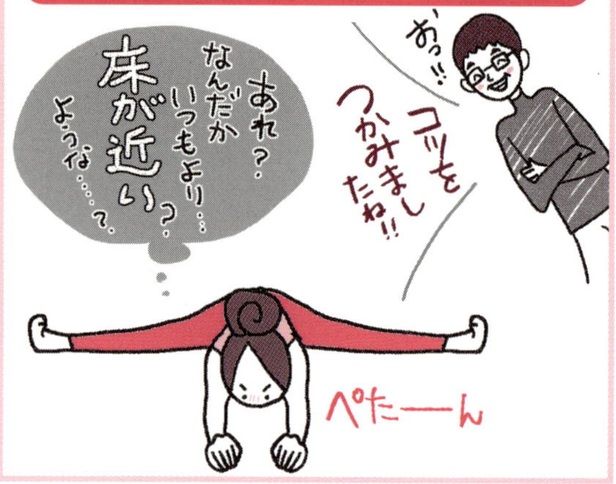
あれ？
なんだか
いつもより…
床が近い？
ような……？
おっ!!
コツをつかみましたね!!
ぺたーーん

かった」と報告してきますが、そういう人はおそらく、家では一気に目標のポーズを作ろうとしたのでしょう。しかし、プロセスを無視しては気持ちよいポーズはなかなか作れないものです。

たとえば開脚前屈のポーズを作るときに「足が開かない」、「上体が前に倒れない」、「腿《もも》の裏側が痛い」、「背中が張る」など、自分の体の硬さに驚いてパニックになることがあります。そんなときは、「上体を前に倒して、床につける」という目標をいったん脇《わき》に置いて、動くことそのものを楽しんでみませんか。

そうこうしていると、あるとき目の前にフッと床が迫ってくることがあります。それは客観的に見れば、上体が自然に床へ下りていったということなのですが、本人としては「体を床にくっつけた」という能動的な感じではなく、「床が自分に向かってせりあがってきた」ような不思議な感じがするのです（**図4-4**）。

当然ながら、1回のレッスンや短期間の練習ではそこまでの感動は得られません。また、力まかせの強引なプロセスからは、身も心も深い快感を得ることはできません。**本当に気持ちのよいポーズとは、強引に作るものではなく、気がついたらフッと生まれていたような感じでできるものです。**

そんな感覚を味わったとき、私たちは、体を使う上でとても大切なエッセンスに触れたような、なんともいえない満たされた気持ちになります。

私たちはふだんの生活の中で、さまざまな義務感や欲求に駆《か》り立てられています。そして、目的を達成できなければ「自分の努力が足りなかった」とか「環境が悪かったのだ」と言い訳を探して、あきらめようとします。

しかしそんなときこそ、思い切っ

て目的意識を脇に置いてみたらどうでしょうか。ヨガのポーズでは、力を抜くことで筋肉が柔らかくなり、その気持ちよさを楽しんでいるうちにフッとポーズを作れることがありますが、そのような感覚を、日常生活のさまざまな場面に応用してみるのです。

目的意識という束縛《そくばく》から心を自由にして解放感を味わうと、緊張していた筋肉が徐々に緩《ゆる》んできます。すると、それまでは気に留めることもなかった「自分の体の重さ」を感じる余裕が出てきます。余裕が出てくると筋肉はさらにほぐれ、血管は太くなり、自分の体のぬくもりが感じられてきます。そして呼吸は深く穏《おだ》やかになります（**図 4-5**）。

これらの現象は「あるがまま」を味わっているときに得られる典型的な感覚ですが、同時にリラクゼーションが目指す理想の状態でもあります。「あるがまま」を味わっていると体も心もリラックスして、自分が潜在的に持っている素晴らしい力やアイデアが表に出やすくなるのです。

きっとそんなとき、私たちはまさに、生きる上でとても大切なエッセンスに触れているのです。

図4-5　「あるがまま」の状態と「心がとらわれた」状態

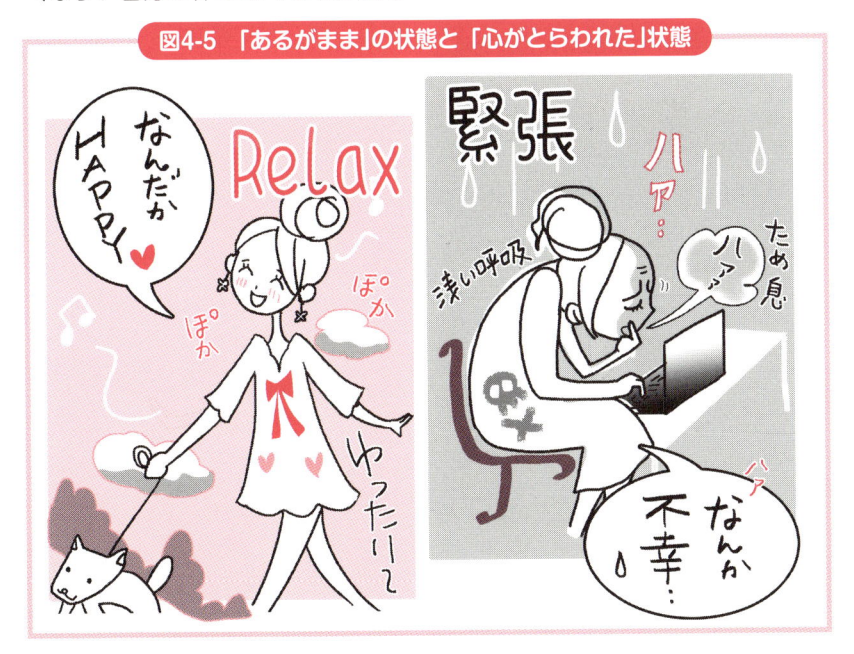

第3節

瞑想をする

「今」と「ここ」をしっかり感じる

体の改善を目指す人には、体とあわせて心の状態を整えていくことをおすすめします。

心の状態を整えるということは、心を静かにして体に入っている余分な力を抜き、意図《いと》的に穏《おだ》やかな快感（＝リラックス状態）をつくり出すということです。心身が緊張した状態では、快／不快を感じ取るどころか、全身が不快だらけで感覚が鈍っているので、何からどう改善すればよいのか、見当すらつきません。

リラックスした状態になるとストレスが軽減し、体の不調も改善されます。また感じる力がしっかり働くので、姿勢や動きの正しさを的確に判断できるようになります。

深呼吸は、心を手っ取り早く整えるための方法ですが、心を根本的に改善したいときは瞑想《めいそう》が最適です。もともとヨガのポーズというものは、長時間座った状態で瞑想が行えるように、心身を鍛《きた》えて整える手段として開発されたものでした。つまりヨガの歴史的には、最初に瞑想ありきだったのです。

現代のヨガはポーズがメインになっていますが、私はその中にもっと瞑想を積極的に取り入れたいと考えています。たとえば１日５分でも瞑想の時間を取ったり、ヨガのポーズでも瞑想をしながら行うことがより望ましいと思っています。ポーズ中に**瞑想の基本（意識をしずめる、欲を小さくする、ありのままの自分を見つめる）**を取り入れると、よりスムーズにリラックスできます。

瞑想をひと言で説明するならば「ものごとにとらわれやすい意識を小さくしていく訓練」であり、具体的には「自由に動くことや、考えごとをするのをやめる時間」です。

私たちの意識は基本的に「慣れ」という名の束縛《そくばく》を好んでいて、何かものごとを考えるときも似たような視点や、慣れ親しんだ思考パターンで考えようとします。

いろいろな見方や考え方があるということは、誰でもわかってはいるのですが、今までのやり方を変えるのが面倒くさかったり勇気がなかったりするので、結局は同じところにはまって落ち着こうとするのです。

そこを打破するのが瞑想です。瞑想してリラックス状態に入ると、ふだんよりも心が自由になりますが、それは、体が束縛から解放されれば自由に動けるようになるのと同じことなのです。いろいろなとらわれから解放されれば、私たちはたくさんの気づきや発見を得ることができます。

瞑想では、自分の意識を雑念（過去の後悔や未来の不安など）から切り離して、「今」という時間、「ここ」という場所に集中しますが、実際にやってみると、口で言うほど簡単に集中することはできないものです。雑念を何度も何度も振り払ったり、考えごとにどっぷり浸《ひた》って喜怒哀楽しているうちに時間が来て、「今の時間は果たして瞑想と言えるものだったのか」と、釈然としないまま終わるかもしれません。また、期待していたほど面白いものでもないかもしれません。

ただ一つだけ確実に言えることがあります。それは、瞑想後は瞑想前に比べて気分がスッキリするということです。**瞑想で気持ちがさわやか**

図4-6　瞑想の仕方

①坐骨の下に高めの座布団を敷いて、あぐらをかき、背すじを伸ばします。舌の先を前歯の裏側にくっつけて、顔（特に目）は力を抜いて優しくします。
② 5 分間を目標として①の姿勢をキープし、できるだけ穏やかに深く呼吸します。その間は何も考えず、「今」という時間、「ここ」という場所を意識します。

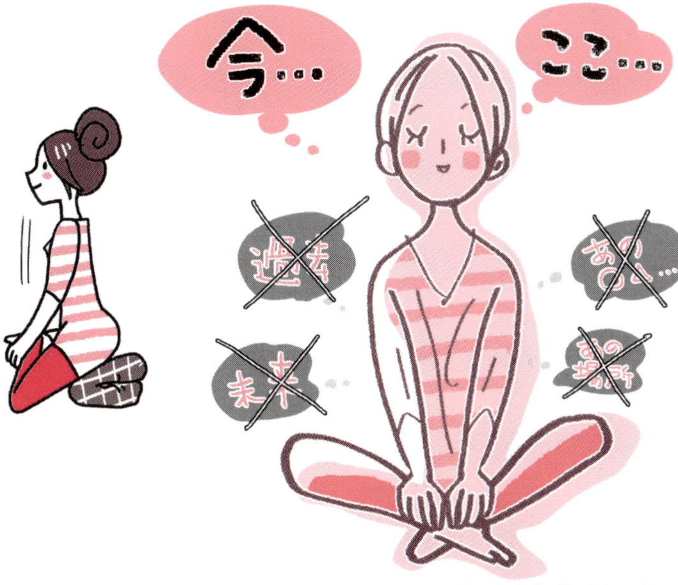

全身の筋肉がリラックスして集中しやすくなるように、首と背すじを伸ばしましょう。高めの座布団を敷いて座ると背すじが楽に伸ばせるので、初心者には特におすすめです。

になって、少し心が広くなった感じもする——最初の効用としてはそれで十分だと思うのですが、いかがでしょうか。

また、瞑想はヨガのポーズと同じように、1日5分でよいので毎日続ければ、リラックスできる力が確実に高まっていきます。リラックス状態から、さまざまな素晴らしい可能性が生まれることは、これまで何度もお話ししてきました。ヨガのポーズとともに瞑想も、リラックス能力を高めるクリエイティヴな日課として、生活に取り入れてみましょう。そしてヨガや瞑想を続けていくうちに、意識が引っ込んで潜在意識がひょっこりと顔を出し、「あるがまま」の状態を一瞬でも体感できれば、素晴らしい経験になるでしょう。

それでは瞑想の仕方を解説します(**図 4-6**)。瞑想では「今、ここ」に集中します。今日のできごとや昨日会って話した人の顔、明日の予定などがどんどん頭に浮かんでも、それらのイメージに引っ張られたり、そこから考えごとを発展させたくなる欲求を自分の意志で消していきます。

瞑想を終えるときは、体を左右に揺らして少しずつ目覚めていきましょう。瞑想中はいつもと違う感覚の中にいるので、急に目を開けて動くと気分が悪くなる場合があるので穏《おだ》やかに終了します。

実際に瞑想をしてみると、動かないことや考えないことは想像以上に大変であることがわかります。いっそ気の向くままに動き回ったり、あれこれ好き勝手なことを考えている方がよほど楽だと身にしみて実感できます。それでも、あえてそれらをやめることで、心の中に静けさや強さが養われるのです。

心の静けさは、ハイレベルな集中力や、リラックス状態をつくり出す力のもとになります。また強い心は、ものごとを先入観なくありのままに見て受け入れる人間性の大きさや、豊かさにつながっています。心の静けさも強さも、自分らしく人生を生きていく上では欠かすことのできない要素でしょう。

私は、瞑想は特別なテクニックを必要としないし、寺院や畳《たたみ》の上で座って行うだけが瞑想ではないと考えています。どこででもやろうと思えばできますし、どんな人にも生活習慣として取り入れてほしいと思います。

参考文献

- ティモシー・ガルウェイ著、後藤新弥訳『新インナーゲーム』(日刊スポーツ出版社)
- 貝塚茂樹他編『角川漢和中辞典』(角川書店)
- Wynn Kapit、Lawrence M.Epson 著 , 嶋井和世監訳『カラースケッチ解剖学』(廣川書店)
- 沖正弘著『ヨガの喜び』(光文社)
- 野口三千三著『原初生命体としての人間』(岩波書店)
- モーシェ・フェルデンクライス著 , 安井武訳『身体訓練法』(大和書房)
- 野口三千三著『野口体操　おもさに貞く』(春秋社)
- 沖正弘著『生命力強化法』(日貿出版社)
- 橋本敬三著『万病を治せる妙療法一操体法』(農産漁村文化協会)
- B.K.S. アイアンガー著、沖正弘監訳『ハタヨガの神髄』(白揚社)
- ドナ・ファーリ著、佐藤素子訳『自分の息をつかまえる』(河出書房新社)
- THE SIVANANDA YOGA CENTRE 著『The Book of Yoga』(EBURY PRESS)
- 天野修、千田隆夫、鳥橋茂子監訳『人体解剖カラーリングブック』(丸善)

著者略歴

水野健二

Kenji Mizuno

水野ヨガ学院代表。NPO 法人国際総合ヨガ協会副理事長。
1948年、京都府生まれ。立命館大学理工学部卒業後、製薬会社に勤務。77年より求道ヨガ（通称：沖ヨガ）の世界的権威・沖正弘師に師事。
87年、札幌にて（有）水野ヨガ学院を設立。
沖ヨガをベースに野口体操やフェルデンクライス等の身体哲学を幅広く取り入れ、また、八光流柔術で準師範、北海道治療師会で認定治療師の資格を取得し、身体感覚を重視した独自のヨガ・メソッドを構築。現在は学院での指導のほか、道内は朝日カルチャーセンター沖ヨガ講座、企業、学校、老人保健施設、また道外各地で指導を展開。

- イラスト：桂 早眞花
- 協力：水野ヨガ学院・ちゃんみ工房
- 企画・編集・執筆協力：髙橋智子
- ブックデザイン：本澤博子

体が硬い人のためのヨガ　Basic Lesson

2010年９月１日　第１版第１刷発行
2011年５月27日　第１版第７刷発行

著　　者　水野健二
発 行 者　安藤　卓
発 行 所　株式会社ＰＨＰエディターズ・グループ
〒102-0082　東京都千代田区一番町16
☎03-3237-0651
http://www.peg.co.jp/

発 売 元　株式会社ＰＨＰ研究所
東京本部　〒102-8331　千代田区一番町21
普及一部　☎03-3239-6233（販売）
京都本部　〒601-8411　京都市南区西九条北ノ内町11
PHP INTERFACE　http://www.php.co.jp/

印 刷 所
製 本 所　凸版印刷株式会社

ISBN978-4-569-79109-8